SHENJA GARDER

DIE
WAHRHEIT
ÜBER UNSERE
Hautpflege

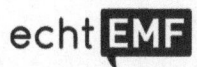

ÜBER DIE AUTORIN

Eugenia „Shenja" Garder wurde 1989 in Dshambul geboren und ist ausgebildete Drogistin. Seit 2014 betreibt sie unter dem Namen Incipedia einen Blog sowie den zugehörigen YouTube-Kanal, und klärt auf Grundlage wissenschaftlicher Erkenntnisse über Inhaltsstoffe in Kosmetik auf.

 www.incipedia.de

 incipedia by shenja

 inci.pedia

SHENJA GARDER

DIE
WAHRHEIT
ÜBER UNSERE
Hautpflege

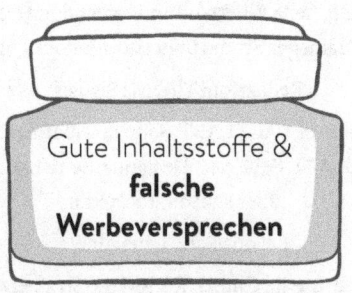

Gute Inhaltsstoffe &
**falsche
Werbeversprechen**

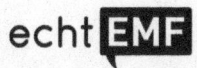

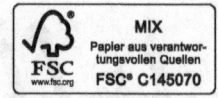

echtEMF ist eine Marke der Edition Michael Fischer

1. Auflage

Alle Rechte der deutschsprachigen Ausgabe bei

© 2022 Edition Michael Fischer GmbH, Donnersbergstr. 7, 86859 Igling

Covergestaltung: Lena Albert, unter Verwendung eines Motivs von
©Limages Studio über shutterstock.com

Redaktion: Theresa Sigusch

Bildnachweis: Innentitel ©ADELART, Seite 13 ©mermaid3, ©medicalstocks,
Seite 36 ©ADELART, Seite 64 ©Designua, Seite 119 ©Bonnie Cocos
über shutterstock.com

Layout/Satz: Lena Albert

Gedruckt bei GGP Media GmbH, Karl-Marx-Straße 24, 07381 Pößneck

ISBN 978-3-7459-0994-4

www.emf-verlag.de

Ich widme dieses Buch den Heldinnen und Helden des Alltags,
deren Arbeit wir viel zu selten wertschätzen:
Mitarbeiter*innen in der Drogerie, in Gesundheitsberufen, im
Lebensmittelhandel, in pädagogischen Berufen, in der Gastronomie
und in etlichen anderen Bereichen,
die ich vergessen habe, aufzuzählen. Schön, dass es euch gibt.

INHALT

EIN BUCH ÜBER HAUTPFLEGE –

wer braucht denn so was?!

Wer auch immer dieses Buch gerade in Händen hält: Ich freue mich, dass du meine Passion während deiner Lektüre mit mir teilen möchtest. Ich erkläre dir auf den nachfolgenden Seiten, was unsere Haut so besonders macht, welche Fähigkeiten sie hat und welche nicht. Außerdem erfährst du etwas über hautfreundliche Inhaltsstoffe, wie eine Hautpflegeroutine mit Drogerieprodukten aussehen kann und welche Mythen rund um das Thema Hautpflege so langsam aus unseren Köpfen verschwinden sollten.

Seit dem Jahr 2014 teile ich meine Erkenntnisse für alle öffentlich zugänglich auf meinem Blog, Instagram- und Youtubeaccount und habe diese Leidenschaft sogar zum Beruf gemacht. Genau genommen ist dieses Hobby bereits vor Ewigkeiten aus einer Not heraus entstanden: Ich hatte nämlich selbst mit Hautproblemen zu kämpfen, war unzufrieden, mied soziale Interaktionen, probierte alles Mögliche aus und war trotz aller Versuche verzweifelt. Wie so viele andere auch legte ich große Hoffnungen in die bunten Werbeversprechen aus Fernsehen und Printmedien. „Reine Haut in zwei Wochen!" „Nie wieder Pickel!" Ich konnte jedoch selten eine Verbesserung wahrnehmen – ganz im Gegenteil: Meine Haut verschlechterte sich zusehends, während meine Frustration stieg. Also begann ich, das Kleingedruckte zu lesen und mich für die Zusammensetzung meiner Gesichtspflege sowie die Funktionsweise unserer Haut zu interessieren. Da fing ich an, mir dermatologische sowie dermatokosmetische Fachbücher zuzulegen und deren Inhalt aufzusaugen. Schon gab es kein Zurück mehr für mich.

Als mir kurz darauf die ersten sehr undifferenzierten Aussagen à la „Inhaltsstoff XYZ ist krebserregend bzw. giftig!" in Bezug auf Kosmetik begegneten, regte sich zusätzlich mein Interesse für Studien zu diesem Thema – und so nahm alles seinen Lauf.

Mein Ziel ist es, mich immer weiterzuentwickeln und alle, die dieses Thema neugierig macht, mitzunehmen. Ich möchte meinen Leser*innen die Dinge möglichst verständlich erklären und allen Interessent*innen ein Stück weit das Handwerkszeug für eine eigene differenzierte Beurteilung mitgeben.

UNSERE HAUT –
(k)ein Alleskönner?

Dass die Haut zu den größten Organen unseres Körpers zählt, habt ihr sicherlich schon oft gehört, gelesen und gebetsmühlenartig im Biologieunterricht wiederholt. Trotzdem ist sie viel mehr als das, aber eben auch nicht alles. Sie kann viel, leistet viel und spielt auch auf psychosozialer Ebene eine große Rolle. Manchmal fühlen wir uns wohl in ihr, an anderen Tagen spiegelt sie vielleicht unseren trüben Seelenzustand wider.

Zunächst einmal hat unsere Haut eine wichtige Schutzfunktion, indem sie unser Inneres vor mechanischen, mikrobiologischen, aber auch chemischen Reizen schützt. Sie ist ein wichtiges Sinnesorgan und eigentlich auch DAS Organ, wenn es darum geht, Nähe zu anderen Menschen und Objekten zu erspüren. Wer kennt nicht das wunderbar wohlige Gefühl, wenn wir über das Fell unseres Haustiers streicheln oder nach einem heißen Sommertag eine kühle Dusche genießen? Dieses Gefühl wird nicht nur durch die Bewegung unserer Härchen erzeugt, sondern auch durch etliche Rezeptoren, also spezialisierte Zellen oder Nervenfasern, die sich natürlicherweise in unserer Haut befinden und Reize in Erregung umwandeln können: Wird man massiert und so mechanischer Druck ausgeübt, dann werden die Meissner-Körperchen aktiv. Ruffini-Körperchen wiederum reagieren auf die Dehnung deines Gewebes. Spürst du das Vibrieren deines Mobiltelefons in der Hand, verdankst du dieses Gefühl den Vater-Pacini-Körperchen. Und es gibt noch mehr! Thermorezeptoren sorgen für das Gefühl von Wärme und Kälte. Schmerzrezeptoren sagen uns, dass wir die Hände von der Herdplatte nehmen sollten, bevor ein noch größeres Unglück geschieht. Unsere Haut ist ein ausgeklügeltes Uhrwerk, dessen Zahnräder sehr genau ineinandergreifen.

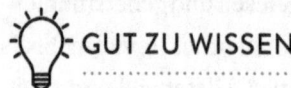 **GUT ZU WISSEN**

Die Haut schützt uns effektiv vor Austrocknung. Ohne sie würde unser Körper circa 20 Liter Wasser am Tag durch Verdunstung verlieren.

Zudem stellt unsere Haut ein Sammelsurium an unterschiedlichsten Zellen sowie Schichten dar und ist sogar in der Lage, sich zu erneuern – und zwar auf besonders beeindruckende Art und Weise.

SCHICHTARBEIT:
DER AUFBAU UNSERER HAUT

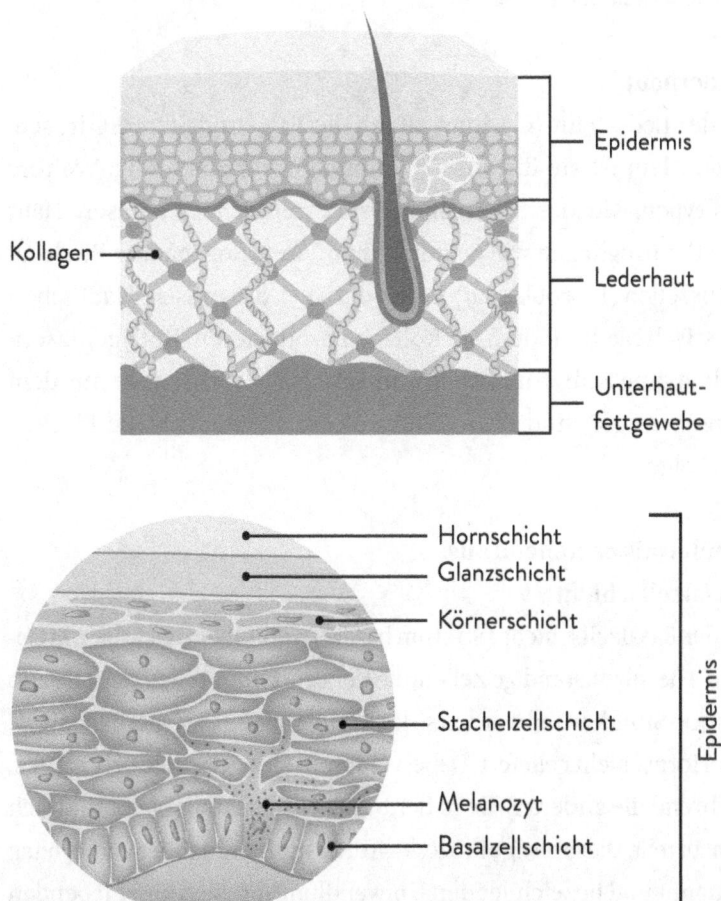

Epidermis

Kollagen

Lederhaut

Unterhaut-
fettgewebe

Hornschicht

Glanzschicht

Körnerschicht

Stachelzellschicht

Melanozyt

Basalzellschicht

Epidermis

Unterhautfettgewebe

Das Unterhautfettgewebe (Subcutis) ist hauptsächlich von Fettzellen durchsetzt. Es speichert Energie und schützt uns vor Kälte sowie Druck und Stößen.

Lederhaut

In der Lederhaut (Corium) sitzen die Talg- und Schweißdrüsen. Außerdem ist sie für unsere Immunabwehr zuständig: Weitere Zelltypen, wie Mastzellen und Hystiozyten, schützen unsere Haut vor Eindringlingen wie Bakterien und Viren. Sogenannte Bindegewebszellen (Fibroblasten) tragen dazu bei, dass unsere Haut schön elastisch bleibt, indem sie Kollagen produzieren. Kollagenfasern haben eine Stützfunktion für unsere Haut: Werden sie mit dem Alter weniger, sind etwa Cellulite oder vermehrt blaue Flecken die Folge.

Epidermis bestehend aus:
Basalzellschicht

In der Basalzellschicht (Stratum basale) beginnt ein wichtiger Kreislauf: Hierfür zuständige Zellen, die Keratinozyten, teilen sich alle 200 bis 400 Stunden und werden so kontinuierlich an die Oberfläche bzw. die Hornschicht geliefert. Dabei verabschiedet sich eine Tochterzelle, während die andere Zelle in der Basalzellschicht verbleibt und sich erneut teilt. Dieser ewige Prozess wird Keratinisierung oder Verhornung genannt und bezeichnet den Umwandlungsprozess einer lebenden Zelle zu totem Material. Die toten Zellen nennt man dann Korneozyten. Auch die Bildung unserer Haare und Nägel erfolgt über Keratinisierung. Denke das nächste Mal also an die winzigen Keratinozyten, wenn du dir unter der Dusche mit einem Bimsstein über die Fersen rubbelst. In der Basalzellschicht finden sich außerdem noch Pigmentzellen. Diese sogenannten Melanozyten produzieren Melanine, also die Pigmente, die unsere Haut- und Haarfarbe bestimmen.

Stachelzellschicht

Auch in der Stachelzellschicht (Stratum spinosum) findet dank der Langerhans-Zellen die Immunabwehr statt. Außerdem sorgen Stachelzellen für die Stabilität.

Körnerschicht

In der Körnerschicht (Stratum granulosum) schreitet der Abbau der Zellen im Rahmen des Verhornungsprozesses voran.

Glanzschicht

Die Glanzschicht (Stratum lucidum) findet sich nur an Stellen mit großer mechanischer Beanspruchung wie zum Beispiel an Händen und Füßen und bildet eine Barriere gegen alle Formen von Eindringlingen. Dank ihr kannst du barfuß über den Waldboden laufen, und es wird nur ab und an ein bisschen pieksen.

Hornschicht

Wenn ihr ins Bad geht und in den Spiegel blickt, könnt ihr die Hornschicht (Stratum corneum) erkennen. Sie ist 0,02 bis 0,5 Millimeter dick und besteht hauptsächlich aus 15 Schichten abgestorbener Hornzellen, die von einem hauteigenen Fettgemisch zusammengehalten werden – stell dir das vor wie eine Ziegelmauer, die nur dank des Mörtels stabil steht.

DIE DRÜSEN UNSERER HAUT – ÜBER FETT UND SCHWEISS

Unsere Haut beherbergt drei Arten von Drüsen: Talgdrüsen, Duftdrüsen (apokrine Schweißdrüsen) und Schweißdrüsen (ekkrine
Schweißdrüsen).

Talgdrüsen

In den meisten Fällen sprechen wir relativ abschätzig über unsere
Talgdrüsen – vor allem dann, wenn sie nicht richtig zu funktionieren
scheinen. Mal produzieren sie nicht ausreichend Fett oder zu viel
davon. Dabei tragen sie einen wichtigen Bestandteil zur Hautgesundheit bei: Talg ist ein Gemisch aus fetthaltigen Substanzen
wie Triglyceriden, Wachsen, Squalen und Proteinen, das die Haut
geschmeidig hält, vor Feuchtigkeitsverlust bewahrt und ihr saures
Milieu beeinflusst.

Zusammensetzung von Talg:[1]

Substanz	%
Triglyceride	ca. 30 – 50
Freie Fettsäuren	ca. 15 – 30
Wachse	ca. 26 – 30
Squalen	ca. 12 – 20
Cholesterol	ca. 3,0 – 6,0
Cholesterolester	ca. 1,5 – 2,5

In den meisten Fällen sind die Talgdrüsen mit einem Haar verbunden, dessen Ausführungsgang in einem Haarfollikelkanal mündet. Dieser verteilt das Fett sozusagen über das Haar. Haarlose Stellen besitzen meistens keine Talgdrüsen – nur in bestimmten Bereichen finden sich freie Talgdrüsen, die ohne Verbindung zu einem Haar auskommen, wie zum Beispiel am Augenlid oder im Genitalbereich.

Die Funktionsweise unserer Talgdrüsen lässt sich folgendermaßen erklären: Sie kennzeichnen sich durch eine holokrine Sekretion, was bedeutet, dass sich in der Talgdrüse befindliche Zellen (Sebozyten) mit einer beträchtlichen Menge an hauteigenem Fett füllen, bis sie letztendlich zerplatzen. Somit wird die Zelle selbst zum Sekretionsprodukt. Ebenjene Sebozyten weisen ein breites Spektrum an Hormonrezeptoren auf, weshalb die Talgdrüsenfunktion auch stark hormonell gesteuert wird. Vor allem Sexualhormone, die zur Ausbildung männlicher Geschlechtsmerkmale beitragen, werden in diesem Zusammenhang oft erwähnt. Das ist mitunter ein Grund, warum männliche Personen tendenziell öligere Haut haben.

Duftdrüsen

Die Duftdrüsen (apokrine Schweißdrüsen) sind im Vergleich zu den Schweißdrüsen nicht nur größer, sondern münden zudem in einen Haarfollikel. Der apokrine Schweiß ist eher von milchiger Beschaffenheit und enthält Duftstoffe mit pheromonartiger Wirkung, die beim Menschen jedoch keinen hohen Stellenwert einnehmen. Trotzdem werden sie im Zusammenhang mit dem Spruch „Ich kann dich gut riechen!" oft erwähnt.

Schweißdrüsen

Unsere Schweißdrüsen (ekkrine Schweißdrüsen) sondern ein Sekret ab, das mittels Verdunstungskälte den Wärmehaushalt des Körpers reguliert. Wenn wir also im Alltag vom Schwitzen sprechen, dann beziehen wir uns vorrangig auf die ekkrinen Schweißdrüsen. Der menschliche Körper besitzt eine stolze Anzahl von zwei bis fünf Millionen dieser Art. Besonders häufig kommen sie an den Fußsohlen, den Handinnenflächen, Achseln und der Stirn vor.

Die ekkrinen Schweißdrüsen sind nach der Geburt in ihrer kompletten Anzahl bereits vorhanden, weshalb sie bei Kindern (aufgrund der kleineren Hautfläche) dichter beieinanderliegen, ihre Funktion jedoch erst im Teenageralter vollumfänglich aufnehmen.

GUT ZU WISSEN

Unser Schweiß besteht hauptsächlich aus Wasser und einigen anderen Bestandteilen, wie beispielsweise Salzen. Das ist der Grund für seinen salzigen Geschmack.

Vor allem bei körperlicher Betätigung macht sich Schweiß durch einen als unangenehm empfundenen Geruch bemerkbar. Normalerweise riecht frischer Schweiß nämlich nach gar nichts. Wird er jedoch auf unserer Haut bakteriell zersetzt, entsteht der uns bekannte stechende Schweißgeruch. Nun existieren unterschiedliche Möglichkeiten dieses Phänomen kosmetisch einzudämmen.

Du hast hierbei die Wahl zwischen Antitranspirantien und Deodorantien. Antitranspirantien sind dank der enthaltenen Aluminiumverbindungen in der Lage, die Schweißabsonderung um bis zu 60 Prozent zu reduzieren. Man geht davon aus, dass der Drüsenausgang entweder verengt oder mit einem Pfropf, bestehend aus einer eiweißhaltigen Substanz und abgestorbenen Hornzellen, leicht verschlossen wird. Diese Pfropfen werden während des Erneuerungsvorgangs der Haut allmählich abgestoßen. Ob ein Produkt Aluminiumverbindungen enthält, erkennst du an der INCI-Liste auf seiner Verpackung.

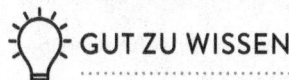 **GUT ZU WISSEN**

INCI ist die Abkürzung für International Nomenclature of Cosmetic Ingredients und gibt Aufschluss über die Zusammensetzung eines kosmetischen Produkts.

INCI-CHECK

Antitranspirant
Aluminiumchlorid (INCI: Aluminium Chloride), Aluminiumchlorohydrat (INCI: Aluminium Chlorohydrate), Aluminium-Zirkonium-Glycin-Komplex (INCI: Aluminum Zirconium Tetrachlorohydrex GLY), Ammonium-Alaun (INCI: Ammonium Alum), Kali-Alaun (INCI: Potassium Alum)

MYTHEN-CHECK

„Aluminiumsalze in Deos verursachen Brustkrebs"

Immer noch wird Aluminiumsalzen nachgesagt, Brustkrebs zu verursachen. Dabei konnte bis heute kein kausaler Zusammenhang gefunden werden und etliche Studien wurden zusätzlich falsch interpretiert. Außerdem nehmen wir tagtäglich viel mehr Aluminium über die Nahrung zu uns, da dieses Metall einen Großteil der Erdkruste ausmacht und somit von Pflanzen natürlicherweise aufgenommen wird. Es wird angenommen, dass ein Erwachsener täglich 1,6 bis 13 Milligramm Aluminium verzehrt, während bei Antitranspirantien eine maximale Aufnahme von 0,0105 Milligramm möglich ist – vor allem wenn Produkte auf frisch rasierte Haut aufgetragen werden. Auch viele seriöse Organisationen wie das American National Cancer Institute, die Cancer Research UK und die American Cancer Society halten Abstand von dieser Panikmache. Wenn ihr jedoch sichergehen wollt, ist es empfehlenswert, Antitranspirantien nicht auf frisch rasierte Haut aufzutragen, um die tägliche Aufnahme von Aluminium nicht zusätzlich zu erhöhen.

Deodorantien hingegen sollen die Geruchsentwicklung verhindern, den Schweißgeruch überdecken oder binden. Hier kommen unterschiedliche Stoffgruppen zum Einsatz wie zum Beispiel Stoffe, die das Bakterienwachstum hemmen, bakterielle Enzyme inaktivieren, Duftstoffe binden, sodass sie nicht verdunsten können und unangenehme Riechstoffe mit meist angenehmeren Duftstoffen überdecken sollen.

INCI-CHECK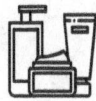

Deodorants

» **Beispiele für Bakteriostatika:** Glycerinmonolaurat (INCI: Glyceryl Laurate), Nelkenöl (INCI: Eugenia caryophyllus), Minzöl (INCI: Mentha piperita), Thymianöl (INCI: Thymus vulgaris), Salbeiöl (INCI: Salvia officinalis)

» **Beispiele für Enzyminhibitoren:** Triethylcitrat (INCI: Triethyl Citrate)

» **Beispiele für Geruchsbinder:** Talkum (INCI: Talc), Silica (INCI: Silica), Zinkdiricinoleat (INCI: Zinc Ricinoleate)

ZUM RAUFEN UND HEIMAT FÜR SPINNENTIERE – DIE VERWORRENE WELT UNSERER HAARE

Fast unser kompletter Körper ist mit Haaren bedeckt. Manche Stellen bleiben haarlos, während wir versuchen, den Wuchs woanders zu bändigen oder die Haare gänzlich zu entfernen. Der für uns sichtbare Teil des Haares nennt sich Haarschaft und besteht aus toter Substanz, wie du im Abschnitt über den Verhornungsprozess gelernt hast. Die Haarwurzel hingegen reicht teilweise bis ins Unterhautfettgewebe und bleibt für uns somit unsichtbar. Ebendiese Haarwurzel wird mit umliegendem Bindegewebe in der Haut verankert und nennt sich in seiner Gesamtheit Haarfollikel.

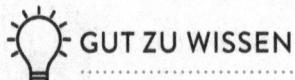 **GUT ZU WISSEN**

Auf unserem Kopf befinden sich circa 80000 bis 140000 einzelne Haare.

MYTHEN-CHECK

„Haare wachsen dicker wieder nach, wenn man sie abrasiert"
Dass das Haar schneller und dicker nachwächst, wenn man es kürzt, wird so oft gepredigt, dass dieser Mythos sich mittlerweile durch alle Generationen hindurchzieht. Dabei gibt es dafür keinerlei wissenschaftliche Beweise – teilweise existieren sogar gegenteilige Ergebnisse. Bei dem Mythos handelt es sich höchstwahrscheinlich um eine subjektive Wahrnehmung, weil bei gekürztem Haar das typisch weiche und spitz zulaufende Ende fehlt.

Unser Haar spinnt? In der Tat! Denn Milben, die zu den Spinnentieren gehören, haben es sich – neben etlichen anderen Mikroorganismen – auf unserer Haut gemütlich gemacht. Der menschliche Talg ist für Haarbalgmilben besonders schmackhaft, weshalb diese kleinen Spinnentiere unsere Haut so dermaßen lieben. Hierbei unterscheidet man zwei Arten der 0,2 bis 0,4 Millimeter großen Tierchen: Demodex folliculorum und Demodex brevis.

Demodex folliculorum lebt im Haarfollikel in einer Art Wohngemeinschaft mit Gleichgesinnten und Demodex brevis fristet sein Dasein allein in den fettreichen Talgdrüsen am Rande des menschlichen

Augenlids. Ab und an schaut das Körperende einer ausgewachsenen Milbe aus dem Follikelausgang heraus, wobei die Bewohner fast durchsichtig und nur mittels starker Vergrößerung wahrnehmbar sind.

„DU KOMMST HIER NICHT REIN!" – DIE DREI WEGE DURCH UNSERE HAUT

Wenn wir über Hautpflege sprechen, dann beziehen wir uns in den meisten Fällen auf die Hornschicht, da diese durch bestimmte Produkte hinsichtlich ihrer äußeren Erscheinung beeinflussbar ist. Aber sie lässt aufgrund ihres hohen Fettanteils nicht alles hindurch – fast ein bisschen wie ein Kaffeefilter oder ein sehr feines Sieb. Trotz alledem existieren drei Wege, wie Stoffe in unsere Haut gelangen können: durch Penetration, Permeation und Resorption.

Im Bezug auf Kosmetika sprechen wir oft nur von Penetration, also einem Eindringen in die ersten zwei Schichten der Epidermis (Hornschicht und Glanzschicht). Hierbei kann das Eindringen intrazellular (durch die Zellen) oder aber interzellular (an den Zellen vorbei) stattfinden.

Als Permeation bezeichnet man das Vordringen eines Stoffs bis in tiefere Hautschichten. Das ist von Vorteil bei wirkstoffreichen Kosmetika, zum Beispiel mit Retinol oder Vitamin C, weil die noch lebenden Zellen diesen Stoff aufnehmen und in „Kommunikation" mit den alten Zellen treten können.

Resorption findet dann statt, wenn Stoffe direkt ins Blut aufgenommen werden. Das ist ein sehr starkes Wort und sollte bei unseren kosmetischen Mitteln mit Bedacht gewählt sowie differenziert betrachtet werden, da es KAUM Produkte aus dem kosmetischen Bereich gibt, die resorbiert werden können. Zudem existieren eine klare gesetzliche Abgrenzung zu Arzneimitteln, toxikologische Studien sowie maximale Einsatzkonzentrationen für gewisse Inhaltsstoffe in Kosmetik, um die Aufnahme ins Blut zu verhindern und deren Sicherheit für den Menschen zu gewährleisten.

Folgende Faktoren beeinflussen das Eindringen von Stoffen:

» die Teilchengröße: Stoffe, die relativ große Moleküle aufweisen, können unsere Hornschicht nicht passieren und liegen nur auf. Das ist etwa bei Vaseline der Fall.

» die Löslichkeit: Ist der Stoff wasserlöslich (hydrophil) oder fettlöslich (lipophil)?

» Konzentration: Logisch – je mehr vorhanden, umso mehr kann reinkommen!

» Trägersystem: Ist es ein Produkt mit hohem Fett- oder Wasseranteil? Sind Penetrationsförderer wie zum Beispiel Ethanol enthalten?

» der pH-Wert: Saures kann besser eindringen

Der Weg durch unsere Haut wird auch als transepidermaler Weg bezeichnet. Stoffe können auch den Haarfollikel (transfollikulär) sowie die Schweißdrüsen (transglandulär) passieren.

DINGE, DIE UNSERE HAUT NICHT KANN

Atmen

Dass unsere Haut atmet, hört man des Öfteren im Zusammenhang mit Werbung für kosmetische Mittel, wie zum Beispiel Cremes oder Make-up. Allerdings wird die Haut über das Blut mit Sauerstoff versorgt und der gelangt selbstverständlich über die Lunge in unseren Körper. Es ist in der Tat so, dass eine Art Gasaustausch beziehungsweise Diffusion zwischen der Haut und ihrer Umwelt stattfindet. Dieser Austausch macht jedoch maximal ein Prozent an der Gesamtversorgung aus, ist somit vernachlässigbar und definitiv nicht mit unserer Lungenatmung gleichzusetzen. Sonst könnten wir nicht völlig sorglos in unseren Badeanzug schlüpfen und ein paar Runden im Schwimmbad ziehen. Würden wir zu einem Großteil über unsere Haut atmen, dann bestünde unser aller Freundeskreis aus Kröten, Lurchen und anderen Amphibien. Hier trägt nämlich die Hautatmung je nach Art 30 bis 60 Prozent zur Sauerstoffversorgung bei.

Entgiftung

Eine weitere Aufgabe, die unsere Haut nicht übernimmt, ist die Entgiftung. Auch dieser Begriff entstammt manch einer Marketingstrategie. Laut Wissenschaft hat unsere Haut etliche Funktionen. Von Entgiftung beziehungsweise Detox wird in dermatologischen Fachbüchern jedoch nie gesprochen. Die Entgiftungsfunktion übernehmen nämlich Leber sowie Nieren in unserem Körper und das ziemlich gut. Auf die Frage, ob eure Haut eine überteuerte Detox-Kur braucht, ist die Antwort kurz und knapp: nein.

Poren öffnen und schließen

Poren können sich weder öffnen noch schließen. Vielleicht schockiert das manche unter euch, aber diese kleinen Schweiß- und Talgdrüsenausgänge sind fest in der Haut verankert und besitzen keine Schließmuskelfunktion. Deren Größe ist außerdem hauptsächlich genetisch bedingt. Durchaus können diese 0,05 bis 0,4 Millimeter breiten Öffnungen durch bestimmte Umstände größer erscheinen, zum Beispiel wenn die Hornschicht aufquillt – was unter anderem bei Dampfbädern passiert oder wenn der Talg nicht richtig abfließen kann, somit der Drüsenausgang verstopft und die Pore in die Breite gezogen wird. Aber von einem Öffnen und Schließen kann hier definitiv nicht die Rede sein.

GIB IHR SAURES UND NICHT BASISCHES!

Wir haben bereits gelernt, dass die Haut eine ziemlich coole Socke mit wunderbaren Funktionen ist. Sie wird nicht nur von zig Mikroorganismen wie Bakterien, Pilzen und Spinnentieren bewohnt, sondern hat auch noch eine weitere wichtige Eigenschaft: Sie ist sauer. Talg, Schweiß und Stoffwechselprodukte der auf ihr beheimateten Mikroorganismen sorgen für einen oberflächlichen pH-Wert zwischen 4 und 6. Wer sich an den Chemieunterricht erinnern kann, weiß eventuell, dass wir dank dem Chemiker Søren Peter Lauritz Sørensen zwischen sauer, neutral und basisch unterscheiden. Hierbei ist von 0 bis 6 laut dieser pH-Skala alles sauer, 7 neutral und alles darüber basisch. Damit kann man – sehr einfach ausgedrückt – den sauren oder basischen Charakter einer wässrigen Lösung bestimmen. Und genau dieser saure pH-Wert dient dazu, schädliche Mikroorganismen fernzuhalten, weshalb man oftmals vom sogenannten Säureschutzmantel der Haut spricht.

Der pH-Wert der Haut schwankt nicht nur über den Tag hinweg, sondern auch im Laufe des Lebens – im Alter nimmt er tendenziell zu. Außerdem konnten Wissenschaftler*innen herausfinden, dass vor allem basische Werte mit vielerlei Problemen einhergehen und ein Indikator für Krankheiten wie Akne sein können.

Nun da wir wissen, dass die Haut sauer ist und uns mit jener Eigenschaft vor Eindringlingen schützt, sollten wir versuchen, sie möglichst wenig zu sabotieren. Eine Form der Sabotage sind alkalische bzw. basische Produkte wie zum Beispiel Seifen.

Um Seifen herzustellen, wird das Prinzip der Verseifung genutzt. Im industriellen Maßstab wird auf die sogenannte Fettsäurenverseifung zurückgegriffen. Dabei werden vor allem pflanzliche Fette durch heißen Wasserdampf und unter hohem Druck in ihre Fettsäuren und Glycerin gespalten. Nach dem Abkühlen werden die Fettsäuren vom Glycerin getrennt und mit einer Base (Natronlauge oder Natriumcarbonatlösung) neutralisiert. In diesem Prozess entsteht ein Seifentensid (Alkalisalz der jeweiligen Fettsäure) – jenes Tensid sorgt für den reinigenden Charakter deiner Seife.

Seifen unterliegen immer der gleichen chemischen Reaktion, ganz egal ob sie von einer kleinen Manufaktur oder dem Großkonzern stammen. Da Basen wie Natronlauge, Natriumcarbonatlösung oder Kalilauge ein Teil dieser chemischen Reaktion sind, ist es natürlich nicht verwunderlich, dass auch das Endprodukt bei Kontakt mit Wasser basisch reagiert. Hier liegt der pH-Wert oftmals zwischen 9 und 11.

Könnt ihr euch noch grob erinnern, was passiert, wenn man Säuren und Basen mischt? Sie neutralisieren sich! Das wiederum beeinflusst unsere Haut auf Dauer eher negativ. Man geht davon aus, dass sie nach der Reinigung mit einem stark alkalischen Produkt bis zu drei Stunden benötigen kann, um zu ihrem ursprünglichen Zustand zurückzukehren – in dieser Zeit ist sie Einflüssen von außen nahezu schutzlos ausgeliefert.

Da wir dank des wissenschaftlichen Fortschritts um die Nachteile von Seife wissen – und das nicht nur in Bezug auf hautphysiologische Aspekte, sondern auch was Textilien angeht, wurde in den 50er-Jahren das erste Syndet erfunden. Dieses sollte die Nachteile von Seife wie das hohe Irritationspotenzial, den hohen pH-Wert und die Entstehung schwerlöslicher Verbindungen, die den Waschbeckenrand verschmutzen sowie die Wäsche verhärten (Kalkseife) bereinigen. Feste sowie flüssige Syndets sind eine Produktgruppe, die wir mittlerweile zum Großteil in den Regalen vorfinden: Cremeseife, Duschgel, seifenfreie Waschstücke, Waschgel, Shampoos, Geschirrspülmittel, aber auch in Waschpulver.

Alle diese Produkte enthalten unter anderem moderne Tenside, die sich von den Seifentensiden unterscheiden.

Was genau sind Tenside? Stellt euch vor, ihr bereitet gerade einen leckeren Salat mit Öldressing zu und schüttet euch aus Versehen etwas von dem Öl auf die Hände. Nun versucht ihr, den fettigen Film ausschließlich mit Wasser von der Haut zu entfernen, und müsst resigniert feststellen, dass das so gar nicht klappt. Deshalb greift ihr zu einer Flüssigseife. Die Tenside darin fungieren als Vermittler zwischen Öl und Wasser und bilden dank ihrer grenzflächenaktiven Eigenschaften eine Brücke zwischen diesen unvermischbaren Stoffen. Dabei kommt ihnen ihre ampiphile Beschaffenheit zugute, das heißt sie besitzen einen fettliebenden (lipophilen) und einen wasserliebenden (hydrophilen) Teil. Während der fettliebende Teil sich an das Öl heftet, ihn umschließt und so eine Hülle ausbildet, wird der wasserliebende Teil beim Abspülen vom Wasser angezogen und so das unliebsame Öl von euren Händen entfernt.

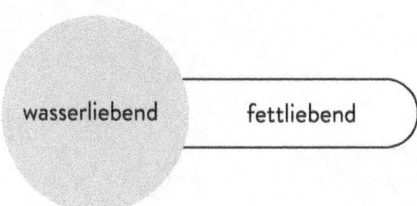

wasserliebend | fettliebend

Vorteile von Syndets beziehungsweise modernen Tensiden:

» Syndets erzeugen beim Waschvorgang keine schwer löslichen Ablagerungen (Kalkseife) an Waschbeckenrändern oder in Waschmaschinen

» Reinigungskraft und Schaumvermögen sind nicht abhängig von der Wasserhärte.

» Sie lassen sich den pH-Wert betreffend einstellen und somit hautfreundlicher gestalten.

» Sie sind gut kombinierbar mit unterschiedlichen Hilfsstoffen wie z. B. Stärke.

» Ein breites Spektrum an modernen Tensiden steht zur Verfügung.

 KURZ UND KNACKIG

» Unsere Haut besteht aus mehreren Schichten, während die Hornschicht mitunter die wichtigste Barriere darstellt.

» Die Hornschicht besteht aus bis zu 15 Schichten abgestorbener Hornzellen.

» Die Haut kann sich dank Keratinisierung erneuern.

» Lebende Zellen der Haut werden Keratinozyten und tote Zellen Korneozyten genannt.

» Unsere Haut kann nicht atmen und nicht entgiften.

ALLES EINE
reine Typfrage?

Könnt ihr eigentlich die Frage nach eurem Hauttyp aus dem Stegreif beantworten? Ich erinnere mich noch an die zahlreichen Multi-Choice Tests aus Zeitschriften inklusive abschließenden Produktempfehlungen. Je nachdem, wann und wie man den Test durchgeführt hat, kamen ziemlich gegenteilige Ergebnisse heraus. So etwas kann schon mal für Verwirrung sorgen. Muss man sich für immer entscheiden? Wie erfahre ich, was für eine Haut ich tatsächlich habe? Und was ist normal? Das sind Fragen, die mir ständig im Berufsleben sowie bei der Beratung begegnet sind. Um es knapp zu beantworten: Das ist keine Entscheidung fürs Leben. Die Haut verändert sich im Laufe des Lebens, genauso wie unser Körper. Mit zunehmendem Alter wird sie bspw. oftmals mit weniger Talg versorgt. Dessen Produktion ist nämlich stark hormongesteuert – übrigens ein Grund, warum während der Pubertät viele Jugendliche mit Hautproblemen zu kämpfen haben. Weniger Talg bedeutet zwangsläufig weniger geschmeidige Haut, was wiederum auch für weniger durchfeuchtete Haut sorgt. Die leichte Fettschicht sorgt natürlicherweise dafür, dass Feuchtigkeit langsamer aus der Haut entweicht.

Da die Haut ein extrem komplexes und auch subjektives Gebilde ist, lässt sie sich nicht so einfach in Schubladen stecken. Denn es gibt durchaus Menschen, die durch bestimmte Umstände auch im Erwachsenenalter eine ölige Haut haben, zu Pickeln neigen oder eben fettarme beziehungsweise feuchtigkeitsarme Haut besitzen.

Was jedoch Umfragen immer wieder ergeben: Menschen schätzen ihre Haut zunehmend häufiger als empfindlich ein – immerhin gibt das jede zweite Frau und fast jeder dritte Mann an. „Empfindliche Haut" ist auch aufgrund der individuellen Wahrnehmung klinisch sehr schwer zu diagnostizieren, weil es hier nicht unbedingt zu typischen Irritationen kommt, die mit dem bloßen Auge erkennbar wären. Empfindliche Haut kann bereits auf äußere Einflüsse stark reagieren wie zum Beispiel Kälte, Hitze und mechanische Beanspruchung – viele Personen beschreiben hier oftmals ein unangenehmes Kribbeln, Stechen und leichte Rötungen. Forscher*innen vermuten, dass es an einer höheren Anzahl von offenen Nervenenden liegen könnte, was natürlich zu schnellerer Reizüberflutung führen würde.

Lässt man diesen Aspekt jedoch beiseite und beschäftigt sich ausschließlich mit dem Begriff „empfindlich", dann gibt der Duden „auf bestimmte Reize leicht, schnell reagierend" als Definition vor. Das trifft aber auch auf Personen mit Allergien oder Hautproblemen sowie -krankheiten zu.

MÄNNER- VS. FRAUENHAUT: WIE GROSS SIND DIE UNTERSCHIEDE WIRKLICH?

Bis zum 50. Lebensjahr ist der natürliche Feuchtigkeitsverlust der Haut bei Männern deutlich geringer als im Vergleich zu Frauen. Diese Unterschiede gleichen sich jedoch im Laufe des Lebens an.

Auch die Durchfeuchtung der Hornschicht unterscheidet sich. Während sie bei jungen Männern im Vergleich zu gleichaltrigen Frauen höher ist, zeigt sich jedoch, dass die Hautdurchfeuchtung bei weiblichen Personen im Alterungsprozess sogar zunimmt und deren Haut durchaus praller wirken kann. Aufgrund des Hormonspiegels im Körper ist die Talgdrüsenfunktion bei Männern stärker ausgeprägt – das führt zu einer öligeren Haut. Das bleibt auch bis ins hohe Alter der Fall. Bei Frauen hingegen nimmt die Talgproduktion nach und nach ab. Im Gegensatz zu weiblichen Personen weist die Haut von Männern tendenziell einen niedrigeren pH-Wert auf (unter 5), während er bei Frauen darüber liegt. Jedoch existieren auch Studienergebnisse, die keinen Hinweis auf solche Unterschiede geben. Auf die Hautpflege hat dieser Fakt kaum Einfluss, da die meisten Produkte einen pH-Wert zwischen 5 und 6 aufweisen und somit für beide Personengruppen unproblematisch sind.

Trotz kleiner Unterschiede gibt es also keinen Grund, die Haut wegen des biologischen Geschlechts anders zu pflegen.

Schaut man sich in den Regalen der Drogerien und Parfümerien um, finden sich Produkte „for men" in blauen Tuben oder eben andere, die speziell an weiblich gelesene Personen gerichtet sein sollen – meistens in pink oder mit Blumenprint. Jetzt stellt sich natürlich die Frage: Was passiert, wenn man zu Hautpflege greift, zu deren Zielgruppe man offensichtlich nicht gehört? Nichts! Packt also auch gern ein „for men"-Produkt in euren Einkaufskorb, wenn euch die Zusammensetzung gefallen sollte und andersherum. Leider ist es sogar oft so, dass Formulierungen eins zu eins in pinke Verpackungen gefüllt werden und zu einem höheren Preis verkauft werden. Vergleichen lohnt sich.

AUS MEINEM ERFAHRUNGSSCHATZ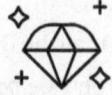

Ich habe in meiner Laufbahn etliche Hautpflegeprodukte ausprobiert, ganz egal ob ich auf Grundlage des Marketings Teil der Zielgruppe war oder nicht. Im direkten Vergleich von „for men"-Gesichtspflege konnte ich zu anderen kosmetischen Mitteln keinen signifikanten Unterschied feststellen. Oft waren Cremes, Toner & Co., die sich speziell an männlich gelesene Personen richteten, weniger reichhaltig, jedoch ist das keine Aussage, die ich pauschal übertragen würde. Der für mich größte Unterschied lag immer im Duft, der Aufmachung sowie Vermarktung jener Produkte.

DAS
KLEINGEDRUCKTE
auf der Verpackung
richtig einordnen

Auf dem Etikett eines Hautpflegeprodukts bzw. manchmal auch auf dessen Umverpackung aus Pappe findest du viele verschiedene Informationen. Beispiele dafür sind Anwendungshinweise, Inhaltsstoffe oder die Haltbarkeit des Produkts. Leider ist das wenigste davon selbsterklärend, deshalb habe ich mich dafür entschieden, dem Kleingedruckten ein ganzes Kapitel zu widmen.

Die INCI-Liste
Aus welchen Inhaltsstoffen ein Produkt besteht, findet man in den meisten Fällen auf der Rück- beziehungsweise Unterseite. Ich habe die INCI (International Nomenclature of Cosmetic Ingredients) ja schon im ersten Kapitel erwähnt: Sie gibt Aufschluss über die Zusammensetzung des Produkts und in gewisser Weise auch über

die Mengenverteilung der Inhaltsstoffe. Letztere werden in absteigender Reihenfolge nach dem Begriff „ingredients" aufgelistet. Der Stoff, der ganz am Anfang der Liste aufgeführt wird, weist die höchste Konzentration im Produkt auf. Jedoch sollte man das keinesfalls missverstehen, da Rohstoffe, deren Konzentration einen oder weniger Prozent betragen, in beliebiger Reihenfolge deklariert werden dürfen. Und es kommt auch gar nicht so selten vor, dass Inhaltsstoffe mit den gleichen Konzentrationen innerhalb der Formulierung vorzufinden sind.

Die Angabe der Inhaltsstoffe ist verpflichtend, jedoch nicht immer direkt auf der Verpackung zu finden, wenn das Produkt zum Beispiel zu klein ist. Dann ist es erlaubt, diese Informationen in einem Beiheft oder der Umverpackung anzugeben.

Sehen wir uns eine solche INCI-Liste doch einmal gemeinsam an:

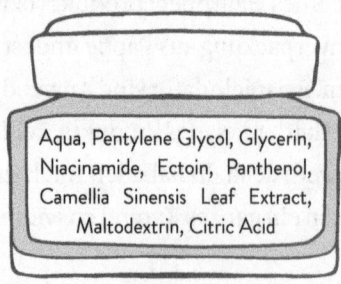

Aqua, Pentylene Glycol, Glycerin, Niacinamide, Ectoin, Panthenol, Camellia Sinensis Leaf Extract, Maltodextrin, Citric Acid

» Hauptbestandteil ist Wasser (INCI: Aqua) – schließlich benötigt man eine Basis, um bestimmte Rohstoffe zu lösen.
» An zweiter Stelle folgt Pentylenglykol (INCI: Pentylene Glycol). Jener Stoff kann feuchtigkeitsbindend wirken und besitzt zudem konservierende Eigenschaften.

» Glycerin besitzt auch feuchtigkeitsbindende Eigenschaften und bringt viele Vorteile für die Haut mit.

» Niacinamid (INCI: Niacinamide) kann Unreinheiten schneller abklingen lassen und ist hilfreich bei Rötungen.

» Ectoin und Panthenol weisen ebenfalls feuchtigkeitsbindende und zudem beruhigende Eigenschaften auf.

» Grüntee-Extrakt (INCI: Maltodextrin und Camellia Sinensis Leaf Extract) hat antioxidative Eigenschaften.

» Zitronensäure (INCI: Citric Acid) reguliert den pH-Wert des Produkts, damit es möglichst hautfreundlich ist.

Das sind Informationen, die man anhand der aufgelisteten Inhaltsstoffe durchaus für sich nutzen kann. Was wir nicht genau wissen? Wie hoch die Konzentration der jeweiligen Rohstoffe ist. Manchmal wird auf der Website die Einsatzkonzentration bestimmter Stoffe transparent kommuniziert, weshalb es sich oft lohnt, auch mal im Internet vorbeizuschauen.

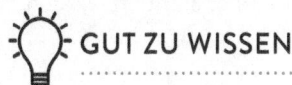 **GUT ZU WISSEN**

Manche Marken werben auf ihren Hautpflegeprodukten gern mit sogenannten „Komplexen" und verweisen auch auf gewisse Konzentrationen. Jedoch bestehen jene Komplexe, wie der Name schon sagt, oft aus mehreren Bestandteilen, weshalb eine genaue Einschätzung zur tatsächlichen Einsatzkonzentration eines bestimmten Rohstoffs schwierig ist. Anhand der Inhaltsstoffliste lässt sich natürlich auch festmachen, was in einem Produkt *nicht* drin ist. Das ist vor allem für Allergiker*innen von enormer Wichtigkeit.

Die Haltbarkeit von Kosmetika

Grundsätzlich sind kosmetische Mittel ungeöffnet mindestens 30 Monate haltbar – sofern sie kein Mindesthaltbarkeitsdatum aufweisen. Tragen sie kein MHD, dann findet sich ein kleines Tiegelsymbol auf der Verpackung. Das bedeutet, dass das Produkt nach dem Öffnen innerhalb von sechs Monaten aufgebraucht werden sollte.

Dabei handelt es sich jedoch nur um eine Empfehlung. Falls das Produkt noch gut riecht, Öl und Wasser sich nicht getrennt haben und es sich nach wie vor problemlos anwenden lässt, kann man es natürlich weiterhin nutzen.

GUT ZU WISSEN

Bei Sonnenschutzmitteln sollte unbedingt auf das Mindesthaltbarkeitsdatum geachtet werden, da deren Schutzleistung extrem von der Stabilität der enthaltenen Stoffe abhängt. Nach Ablauf des MHD kann der angegebene Schutz nicht mehr garantiert werden.

Die Füllmenge

Dass die enthaltene Menge eines Produkts auf der Verpackung zu finden ist, ist wahrlich nichts Neues, jedoch gibt es auch hier ein paar zusätzliche Informationen für die Kundschaft. Es ist durchaus erlaubt, dass ein Produkt weniger Inhalt beherbergt als angegeben. Die Fertigpackungsverordnung legt nämlich fest, dass es beim Abfüllen von Erzeugnissen gewisse Minusabweichungen geben darf.

Zulässige Minusabweichungen lt. § 9 FpackV

Nennfüllmenge Q_N in g oder ml	in % von Q_N	in g oder ml
5 bis 50	9	/
50 bis 100	/	4,5
100 bis 200	4,5	/
200 bis 300	/	9
300 bis 500	3	/

Kauft man beispielsweise ein Produkt mit einer Mengenangabe von 100 Milliliter, dann ist es entsprechend zulässig, dass es nur 95,5 Milliliter enthält. Viele Hersteller nutzen auch gern das e-Symbol ℮ **100 g** auf ihrer Verpackung, um auf abweichende Füllstände hinzuweisen.

Weitere Angaben auf den Verpackungen:

» Die Chargennummer: Sobald Produkte unter gleichen Bedingungen zur gleichen Zeit hergestellt, abgefüllt und verpackt werden, spricht man von einer Charge. Durch die Angabe einer Chargennummer sind die im Umlauf befindlichen Produkte immer rückverfolgbar und können bei etwaigen Problemen zurückgerufen werden.

» Ursprungsland beim Import: Für importierte kosmetische Mittel muss das Ursprungsland angegeben werden.

» Unternehmen samt Anschrift: Name oder Firma der verantwortlichen Person sowie die Anschrift müssen ebenfalls vermerkt sein.

» Verwendungszweck und Anwendungshinweise: Diese Informationen werden ebenfalls gelistet, sofern man es nicht anhand der Aufmachung eindeutig erkennen kann.

Neben den verpflichtenden Angaben finden sich auch manchmal Infos zur Lagerung, dem pH-Wert oder ob ein Produkt vegan, also ohne tierische Inhaltsstoffe, ist.

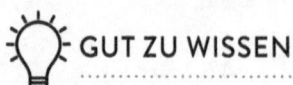 **GUT ZU WISSEN**

Sehr oft finden sich sogenannte Selbstbewertungen auf Kosmetikprodukten, etwa jene, dass 88 Prozent der Tester*innen nach vierwöchiger Anwendung des Produkts ihren Teint als ebenmäßiger und strahlender einschätzen. Solche Selbstbewertungen haben eine große Tücke: Sie sind subjektiv, also nicht messbar. Außerdem werden selten Angaben zum Ablauf der Bewertungen gemacht. Wussten die Personen, um welches Produkt es sich handelt und was es bewirken soll? Gab es ein Referenzprodukt? In diesen Fällen kann ein Placeboeffekt nicht ausgeschlossen werden, weshalb man solche Selbstbewertungen lieber mit einem Augenzwinkern betrachten sollte.

MYTHEN-CHECK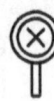

„Clean Beauty"
Während in der Kosmetikwelt alte Trends scheinbar verschwinden, werden sie von neuen abgelöst oder einfach durch andere Namen ersetzt. Ähnlich verhält es sich mit „Clean Beauty".

Das Oxford Dictionary gibt zu *clean* (dt. sauber) folgende Erklärungen vor: *not dirty* (dt. nicht dreckig) sowie *not harmful* (dt. nicht schädlich). Produkte mit dem Clean Beauty Label werben oftmals damit, auf bestimmte oder gar „giftige" Inhaltsstoffe wie Parabene oder Sulfate zu verzichten – ganz unabhängig davon, ob diese Substanzen überhaupt in der jeweiligen Produktkategorie normalerweise Verwendung finden. Dadurch wird impliziert, dass mit anderen Produkten etwas nicht stimmt oder diese nicht sicher seien. In diesem Zusammenhang fällt oftmals der Begriff „Fear Mongering" – zu deutsch: Panikmache.

Wichtig zu wissen: Für jedes kosmetische Mittel in der EU muss eine Sicherheitsbewertung samt toxikologischen Informationen zu den einzelnen Rohstoffen vorliegen. Zudem müssen die fertigen Produkte auf ihre mikrobiologische, chemische und physikalische Beschaffenheit geprüft werden – das nennt sich Good Manufacturing Practice (GMP) und ist Standard. Außerdem werden in der Kosmetikverordnung (KVO) maximale Einsatzkonzentrationen für bestimmte Inhaltsstoffe wie zum Beispiel UV-Filter oder Konservierungsstoffe festgelegt. Laut § 26 LFGB (Lebensmittel-, Bedarfsgegenstände- und Futtermittelgesetzbuch) ist es auch verboten, gesundheitsschädliche Kosmetika auf den Markt zu bringen.

Kosmetische Mittel sind also vom Gesetzgeber klar definiert und hinsichtlich ihrer Sicherheit streng reguliert. Außerdem veröffentlicht die Europäische Kommission bezüglich bestimmter Themen sehr regelmäßig Empfehlungen sowie Einschätzungen, ähnlich wie das Bundesamt für Risikobewertung (BfR).

Das heißt, „Clean Beauty" spielt hier bewusst mit Begrifflichkeiten, die eine Selbstverständlichkeit darstellen: Nämlich, dass Produkte aus diesem Bereich gar nicht gesundheitsschädlich sein können. Mal davon abgesehen, dass „Clean Beauty" gesetzlich überhaupt nicht definiert ist und jede Marke eigentlich ihr eigenes

Süppchen kocht, was die Einordnung ihrer Produkte angeht. So bleibt der Kundschaft am Ende des Tages nichts weiter übrig, als sich mit den jeweiligen selbst auferlegten Standards jeder Marke im Einzelnen zu beschäftigen und mit anderen zu vergleichen – klingt nach ganz schön viel Arbeit!

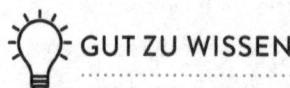 **GUT ZU WISSEN**

Du müsstest theoretisch über 300 Fläschchen Nagellack auf einmal trinken, um dich tödlich zu vergiften. Aber wer schnabuliert schon seinen Nagellack genüsslich aus einem Glas anstatt ihn auf seine Nägel aufzutragen?

ÜBER REIZENDE, ALLERGIEAUSLÖSENDE UND „NATÜRLICHE" INHALTSSTOFFE

Deine Haut spannt nach dem Baden extrem oder brennt, sobald du eine bestimmte Creme aufgetragen hast? Dann hast du bereits Bekanntschaft mit einer Irritation gemacht. Wenn wir von Irritation sprechen, meinen wir die Hautreizung. Diese ist ganz klar von der Allergie abzugrenzen. Irritation kann auf zwei verschiedene Arten verursacht werden: mechanisch und chemisch. Mechanischer Reiz erfolgt zum Beispiel durch Peelings oder Gesichtsbürsten. Chemische Irritation wird durch bestimmte Substanzen verursacht sowie durch den Einfluss von UV-Strahlung auf jene Substanzen.

Die Irritation ist im Gegensatz zur Allergie stets ortsgebunden, plagt dich also lediglich dort, wo du die Creme aufgetragen hast, und breitet sich nicht auf andere Bereiche aus. Ihr Erscheinungsbild ist zudem stark abhängig von der Substanz und kann von einer Rötung bis hin zu Brennen reichen. Eine extreme Form der Irritation ist die sogenannte irritative Kontaktdermatitis. Diese schleicht sich durch wiederkehrende Reizung der Haut ein und kommt etwa doppelt so häufig vor wie die allergische Kontaktdermatitis. Hier sind vor allem die Hände betroffen, auf denen sich Juckreiz, Schuppung und im schlimmsten Fall Schmerzen bemerkbar machen. Auslöser für diese Symptome können zum Beispiel häufiges Händewasche sowie der Kontakt mit bestimmten Lösungs- oder Reinigungsmitteln sein.

Das größte Problem stellt hierbei die Reinigung dar, weil nicht nur Schmutz entfernt wird, sondern auch Talg und andere wichtige Bestandteile wie feuchtigkeitsbindende sowie barriererelevante Stoffe. Selbst Wasser ist dazu in der Lage, weil es die Hornschicht zum Aufquellen bringt und wasserlösliche Bestandteile aus der Haut spült.

Deshalb hier die Anleitung für eine sanfte Reinigung der Haut:
» Nicht zu oft reinigen
» Lauwarmes Wasser verwenden; zu kaltes oder zu heißes Wasser kann die Haut unnötig reizen.
» Wenn es geht, auf harte Bürsten verzichten. Diese sammeln nicht nur schnell Keime zwischen den Borsten, sondern können die Haut aufgrund der Reibung belasten.
» Beim Abtrocknen tupfen und nicht schrubben.

» Hautfreundliche Produkte mit hautphysiologischem pH-Wert (4 bis 6) nutzen, wie zum Beispiel Waschgele mit milden Tensiden, Reinigungsöle, Cleansing Balms usw.

Bei den Tensiden, die ein wichtiger Teil von Reinigungsprodukten sind, gibt es hautfreundliche und weniger hautfreundliche. Sie sorgen generell dafür, dass Schmutz sowie Fett sich lösen und mit Wasser entfernt werden können. Denn wie wir wissen, verbinden sich Fette (unpolare Stoffe) nicht mit Wasser (polarer Stoff) – hierfür benötigt es grenzflächenaktive Substanzen, zu denen die Tenside gehören. Übrigens auch Emulgatoren, ohne die wir eine Vielzahl an Cremes und Lotionen gar nicht erst hätten. Jedoch gibt es auch bei den Tensiden Kandidaten, die netter zu unserer Haut sind, und andere, die eher reizend sein können.

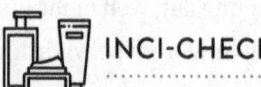 **INCI-CHECK**

hautfreundlichere Tenside	weniger hautfreundliche Tenside
Caprylyl/Capryl Glucoside	Sodium Cocoate
Cocamidopropylbetain	Sodium Coco-Sulfate
Coco Glucoside	Sodium Lauryl Sulfate
Decyl Glucoside	Sodium Olivate
Disodium Cocoamphodiacetate	Sodium Palmate
Disodium Lauryl Sulfosuccinate	Sodium Palm Kernelate
Lauryl Glucoside	Sodium Palmitate
Sodium Cocoyl Glutamate	Sodium Tallowate
Sodium Cocoyl Isethionate	Sodium Oleate
Sodium Laureth Sulfate	

Hier ist wichtig zu verstehen, dass es auch extrem darauf ankommt, wie Tenside innerhalb der Formulierung miteinander kombiniert werden. Manche unter ihnen sind nämlich in der Lage, das Irritationspotenzial ihrer Genossen zu verringern und sie somit hautfreundlicher zu machen. Vor allem Zuckertenside (sie beinhalten das Wort Glucoside in ihrem Namen) sind dafür bekannt.

GUT ZU WISSEN

Will man herausfinden, wie reizend ein Inhaltsstoff ist, vergleicht man dessen Wirkung auf die Haut mit dem stark reizenden Natriumlaurylsulfat (INCI: Sodium Lauryl Sulfate). Dieses wird also gern als sogenannter Negativstandard in Verträglichkeitstests genutzt.

Um bezüglich deiner eigenen Hautverträglichkeit sicherzugehen, kannst du vor der Verwendung neuer Produkte daheim zunächst einen sogenannten Patch-Test durchführen. Hierbei trägt man eine kleine Menge des Produkts in die Ellenbeuge auf und beobachtet die Haut für 24 Stunden. Bleibt die Stelle unauffällig (keine Rötungen, kein Juckreiz), dann ist die Wahrscheinlichkeit hoch, dass man den Neuzugang verträgt.

MYTHEN-CHECK

„Natürliche Tenside sind immer besser"

Gern wird der Kundschaft suggeriert, dass bestimmte Tenside natürlicher sind als andere. In diesem Zuge wird auch gleich eine Verbindung zu besserer Hautverträglichkeit gezogen. Denn natürlich ist schließlich immer besser als synthetisch, oder? Nehmen wir zum Beispiel Natriumcocoylsulfat (INCI: Sodium Coco-Sulfate), das sehr oft in naturkosmetischen Formulierungen genutzt wird. Es hat ein sehr gutes Schaumvermögen, eine tolle Reinigungsleistung, ist naturkosmetikkonform und sogar zertifizierbar. Jedoch ist es weder „natürlich" noch besonders hautverträglich, da es zu einem Großteil aus Natriumlaurylsulfat (INCI: Sodium Lauryl Sulfate) besteht und genauso hergestellt wird.

Um Natriumcocoylsulfat in industriellem Maßstab zu produzieren, werden Fettsäuren, die in Kokosöl vorkommen, mittels Hydrierung (Anlagerung von Wasserstoff an andere Verbindungen) in Fettalkohole umgewandelt. Dann wird das Ganze mit Schwefelsäure behandelt und mit Natronlauge neutralisiert. Der Rohstoff könnte vielleicht als natürlich angesehen werden, aber mit dem hat das Endprodukt nicht mehr viel gemeinsam. Ganz ähnlich ergeht es etlichen anderen Rohstoffen, die in kosmetischen Mitteln einen wichtigen Platz einnehmen wie zum Beispiel Konservierungsstoffe. Am besten ihr definiert also das Adjektiv „natürlich" für euch selbst, anstatt dem Marketingsprachrohr zu folgen – denn nur so sind informierte sowie reflektierte Kaufentscheidungen möglich.

Im Vergleich zu Irritationen lösen allergische Reaktionen eine Immunantwort des Körpers aus. Hier reichen bereits kleinste Mengen, um den körpereigenen Abwehrmodus zu aktivieren. Dabei werden eigentlich harmlose Stoffe als Eindringlinge identifiziert und bekämpft.

In Bezug auf unsere Haut spricht man meistens von einer sogenannten Kontaktallergie. Dabei kommt es innerhalb einiger Tage nach Kontakt mit dem Allergen (Duftstoffe, Nickel usw.) zu Juckreiz, Bläschenbildung und Rötungen, die nicht ausschließlich auf den Kontaktbereich beschränkt sind und auch als allergische Kontaktdermatitis bezeichnet werden.

GUT ZU WISSEN

Juckreiz (Pruritus) und Schmerz sind nahe Verwandte. In beiden Fällen werden nämlich gleichartige Nervenenden erregt und die Signale weitergeleitet. Während das Schmerzempfinden eher ein abwendendes Verhalten bei uns erzeugt, löst der Juckreiz eine Form der Hinwendung aus, indem wir die juckende Stelle kratzen und so kurzzeitig Erleichterung verspüren.

Duftstoffe sind gar nicht so dufte?

Der herbe Duft von Grapefruitschalen oder frisch gebackenen Zimtschnecken, deren weihnachtlicher Geruch unserer Nase schmeichelt. Kennst du auch, oder? Hierfür sind unter anderem Duftstoffe verantwortlich. Dabei handelt es sich um chemische Verbindungen mit sehr kleinen Teilchen. Sie gehen schnell in einen gasförmigen

Zustand über, verteilen sich ratzfatz in der Umgebung und gelangen auf diesem Wege in unsere Nase. Dabei werden die Sinneszellen unserer Nasenschleimhaut angeregt und so ein wohlig duftendes Erlebnis erzeugt. Leider können diese Duftstoffe aber für Menschen mit empfindlicher Haut, Hautproblemen oder Allergien ein großes Problem sein.

Marken sind sich augenscheinlich bewusst, dass die Kundschaft immer häufiger mit empfindlicher Haut zu kämpfen hat. Genau deshalb wird eine Vielzahl an Produkten für ebenjene Zielgruppe bereitgestellt. Dabei sind jene Angebote oftmals ein bisschen kostenintensiver als die Regalnachbarn ohne ein „Sensitiv" auf der Verpackung.

Allerdings können sich weder Duftstoffallergiker*innen noch Menschen mit Hautproblemen auf Versprechen wie „sanft", „für empfindliche Haut" oder „sensitiv" hundertprozentig verlassen. Warum? Weil diese Begriffe gesetzlich nicht reguliert sind und es den Marken überlassen wird, jene Behauptungen für sich zu definieren.

Selbstverständlich ist es herstellerseitig überaus schwierig, allen Ansprüchen bezüglich empfindlicher Haut gerecht zu werden. Aber es geht auch um eine Risikoabwägung: Wenn Duftstoffe häufiger zu Kontaktallergien führen, weil sie aufgrund ihrer sehr kleinen Teilchen schneller in die Haut eindringen und häufiger zu Immunreaktionen führen als beispielsweise bestimmte Pflanzenöle, dann wäre es sinnvoller, auf ebenjene Duftstoffe zu verzichten, wenn man eine Gesichtscreme für empfindliche Haut anbieten möchte.

Die Kosmetikverordnung gibt übrigens vor, dass gewisse Duftstoffe wegen ihres Allergiepotenzials auf kosmetischen Mitteln deklariert werden müssen – aktuell 24 an der Zahl. Bei Pflegeprodukten, die abgewaschen werden (Duschgel, Waschcreme usw.) ab einer Konzentration von 0,01 Prozent und bei Cremes, Lotionen, Make-up – also alles was auf der Haut verbleibt – ab 0,001 Prozent. Für Gebrauchsgegenstände wie Duftkerzen oder Räucherstäbchen gibt es leider bis heute keine Regelungen.

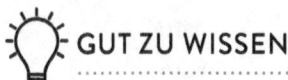 GUT ZU WISSEN

Die Liste der bisher deklarationspflichtigen Duftstoffe soll zukünftig deutlich erweitert werden. Dann werden unter anderem noch einige ätherische Öle inkludiert.

INCI-CHECK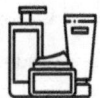

Deklarationspflichtige Duftstoffe

INCI-Bezeichnung	Allergiepotenzial
Alpha-Isomethyl Ionone	gering
Amyl Cinnamal	gering
Amylcinnamyl Alcohol	mittel
Anise Alcohol	gering
Benzyl Alcohol	gering
Benzyl Benzoate	gering
Benzyl Cinnamate	mittel
Benzyl Sailcylate	gering
Cinnamal	hoch

INCI-Bezeichnung	Allergiepotenzial
Cinnamyl Alcohol	mittel
Citral	mittel
Citronellol	mittel
Coumarin	mittel
Evernia Furfuracea Extract	hoch
Evernia Prunastri Extract	hoch
Eugenol	mittel
Farnesol	hoch
Geraniol	mittel
Hexyl Cinnamal	gering
Hydroxycitronellal	hoch
Isoeugenol	hoch
Limonene	gering
Linalool	gering
Methyl 2-Octynoate	gering

Aber Achtung: Diese Duftstoffe können auch natürlicherweise in ätherischen Ölen vorkommen.

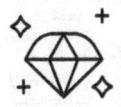 ## AUS MEINEM ERFAHRUNGSSCHATZ

Meine Haut ist nicht nur empfindlich, weil sie bspw. sofort auf hohe Mengen Ethylalkohol (INCI: Alcohol, Alcohol denat.) mit Stechen reagiert, sondern hat auch ihre Probleme mit bestimmten Duftstoffen. Zweites bekam ich vor langer Zeit auf extreme Art und Weise zu spüren, als ich sehr unvorsichtig ein exquisites Vanilleparfüm auf meinem Handgelenk ausprobierte. Am nächsten Morgen erwachte ich mit starkem Juckreiz und mit Eiterbläschen übersät – einer allergischen Kontaktdermatitis. Es gibt definitiv schönere Arten, geweckt zu werden. Seitdem muss ich in Bezug auf Duftstoffe verstärkt aufpassen und verspüre bereits ein Jucken und Heißwerden meiner Haut, wenn mal wieder eine wildfremde Person in ihrem Parfüm „gebadet" hat. Deshalb eine riesengroße Bitte an alle, die sich tagtäglich mit ihrem Lieblingsduft einsprühen oder unwissentlich ihr Waschmittel überdosieren: Es geht hier nicht nur um Duftstoffallergiker*innen, sondern auch um Asthmatiker*innen und Menschen, denen diese Art der „Geruchsüberladung" starke Kopfschmerzen bereitet. Zu viel davon – so gut manche Produkte auch riechen mögen – verschafft anderen Unannehmlichkeiten. Mal davon abgesehen, dass wir von bedufteten Waren förmlich überwältigt werden. Denk mal für einen Moment darüber nach, wann du das letzte Mal ein Waschmittel ohne Duft gekauft hast. Oder ein Geschirrspülmittel. Oder eine Handseife. Oder Klopapier. Dank spezieller Duftsteine kann ja sogar unser Staubsauger nach Orangenblüte riechen. Was kommt wohl als Nächstes?

INCI-CHECK

Natürliche Quellen für Duftstoffe

Deutsche Bezeichnung	INCI-Bezeichnung
Anis	Pimpinella Anisum
Bitterorange	Citrus Aurantium Amara
Citronellgras	Cymbopogon Nardus
Eucalyptus	Eucalyptus Globulus
Fenchel	Foeniculum Vulgare
Grapefruit	Citrus Grandis
Jasmin	Jasminum Officinale
Koriander	Coriandrum Sativum
Lavendel	Lavandula Angustifolia
Limette	Citrus Aurantifolia
Melisse	Melissa Officinalis
Narzisse	Narcissus Poeticus
Nelke	Eugenia Caryophyllus
Orange	Citrus Aurantium
Patchouli	Pogostemon Cablin
Rose	Rosa Damascena
Sandelholz	Santalum Album
Thymian	Thymus Vulgaris
Wacholder	Juniperus Virginiana
Ylang-Ylang	Cananga Odorata
Zimt	Cinnamomum Cassia
Zitrone	Citrus Medica Limonum

Selbstverständlich kann eine bestimmte Konstellation von Duftstoffen wundervolle Erinnerungen bei uns wecken – ein Grund,
warum der typische Nivea-Duft von Beiersdorf patentiert wurde.
Düfte können stimmungsaufhellend oder besänftigend wirken oder
uns mehr Selbstbewusstsein verleihen. Außerdem können mit Duftstoffen effektiv Rohstoffgerüche überdeckt werden. Trotzdem bleibt
die Frage, ob eine gezielte Parfümierung bei Hautpflege für empfindliche und / oder allergische Haut wirklich so sinnvoll ist.

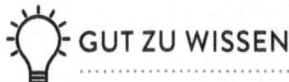 GUT ZU WISSEN

Oft findet man innerhalb der INCI-Liste den Begriff „Parfum"
bzw. „Fragrance". Das bedeutet, dass entweder keiner der laut
Kosmetikverordnung deklarationspflichtigen Duftstoffe innerhalb
der Formulierung genutzt wurde oder dass deren Konzentration
so niedrig ist, dass sie nicht gesondert angegeben werden müssen.

MYTHEN-CHECK

„Unser Produkt enthält keine Duftstoffe"
Mit nicht vorhandenen Duftstoffen beziehungsweise mit dem Label
„parfümfrei" werben manche Marken gern. Dennoch sollte man
vorsichtshalber stets die Inhaltsstoffe überprüfen, weil sich ätherische Öle wie zum Beispiel Lavendel (Lavandula Angustifolia Oil)
oder Orangenschalenöl (Citrus Aurantium Dulcis Peel Oil) ein-
geschlichen haben könnten. Diese enthalten natürlicherweise eine
Vielzahl an Duftstoffen.

Gängige Duftstoffkonzentrationen in verschiedenen Produkten[2]

Produkt	Konzentration in %
Parfüm	12 – 20 (oder höher)
Eau de Toilette	5 – 8 (oder höher)
Kölnisch Wasser	2 – 5
Seife	0,5 – 2
Hautpflege	0,3 – 0,5
Duschgele	0,5 – 4
Dekorative Kosmetik	bis zu 1
Lufterfrischer	0,5 – 2
Geschirrspülmittel	0,1 – 0,5

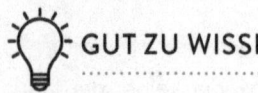 GUT ZU WISSEN

Duft ist teuer! Die Parfümierung eines Produkts ist mitunter der kostenintensivste Posten bei der Produktentwicklung.

MYTHEN-CHECK

„Ohne Chemie ist immer besser!"

Chemie ist die Lehre von den Elementen und deren Verbindungen. Mit ihrer Hilfe lässt sich der Aufbau unserer Welt erklären. Alles ist Chemie. Alles ist chemisch. Das Wasser, das du täglich trinkst, oder das Obst und Gemüse, das du isst. Ja, selbst die Luft, die du einatmest und zum Überleben benötigst. Ohne Chemie ginge es nicht.

Wenn davon gesprochen wird „auf Chemie zu verzichten", dann sind oftmals synthetische (im Labor oder industriell hergestellte) Stoffe gemeint. Aber „natürlich" – also eine Substanz, die durch einen Organismus oder natürlichen Vorgang gebildet wurde, wie zum Beispiel Sauerstoff bei der Fotosynthese – ist nicht immer besser. Und nur weil etwas mit diesem Begriff in Verbindung gebracht wird, sagt es nichts über dessen Gefährlichkeit für den Menschen aus.

Die Natur hat nämlich einige menschenfeindliche Stoffe zu bieten wie das von anaeroben Bakterien produzierte Botulinumtoxin, das gefährlichste Gift der Welt. Man findet es vor allem in verdorbenen Fleisch- und Fischkonserven. Hier reichen oral verabreicht bereits 0,07 Milligramm aus, um einen 70 Kilogramm schweren Mann zu töten. Zum Vergleich: Ein Salzkorn wiegt gerade mal circa 0,05 Milligramm.

Aber keine Angst! Die in der ästhetischen Medizin zur Muskelentspannung sowie bei übermäßigem Schwitzen (Hyperhidrose) angewendete Dosis ist 100- bis 1000-Mal geringer als die tödliche Menge. Und wahrscheinlich würde auch niemand von uns auf die Idee kommen, einen Fliegenpilz zu verzehren, nur weil er so natürlich ist. Wer das trotzdem macht, kann dank der darinenthaltenen Ibotensäure und des Muscimols mit typischen Vergiftungserscheinungen wie Verwirrung, Schwindel und Müdigkeit rechnen. Also keine Angst vor Synthetischem!

Dir ist bestimmt gerade klar geworden, dass die Natur ziemlich grausam sein kann. Nun ist der Vorteil an synthetischen Herstellungsverfahren, dass man vorteilhafte Stoffe natürlichen Ursprungs nachbauen kann. So erhält man einen isolierten Stoff, der ohne begleitende und eventuell für den menschlichen Organismus schädliche Nebenprodukte auskommt. Zudem sind die Stoffanteile in Pflanzen sehr abhängig von Witterungs- und Bodenverhältnissen.

Das entfällt bei synthetischen Herstellungsverfahren und hat auch noch den Vorteil, dass große Mengen kostengünstig produziert werden können.

Gutes Beispiel: Aspirin. Schon vor dessen Erfindung wusste man um die schmerzstillenden Eigenschaften des Salicins, das sich vor allem in Weidenrinde findet. Salicin soll im Körper zu Salicylsäure umgewandelt werden und so seine Wirkung entfalten. Die Weidenrinde war die Vorlage für den Chemiker Herrmann Kolbe, ein rein synthetisches Verfahren zu entwickeln, um Salicylsäure herzustellen. Das Kolbe-Schmitt-Verfahren machte somit den Ausgangsrohstoff für Aspirin um einiges günstiger und entsprechend für mehr Menschen verfügbar.

Die Royal Society of Chemistry hat 2008 sogar ein Preisgeld von 1 Mio. Pfund bereitgestellt: für diejenige Person, die eine Substanz vorlegt, die komplett „ohne Chemie" auskommt. Komischerweise konnte bis zum heutigen Tag niemand das Geld ergattern.

 ## KURZ UND KNACKIG

» Deine Haut kann gereizt oder allergisch reagieren.

» Es existieren hautfreundliche und weniger hautfreundliche Inhaltsstoffe in Kosmetik.

» Vor allem Reinigungsprodukte können unsere Haut stark strapazieren.

» Duftstoffe können allergische Reaktionen auslösen, egal ob aus „natürlichen" Quellen oder in isolierter Form.

» Alles ist Chemie.

ANTI-„ANTI-AGING" –
Warum wir die Hautalterung nicht stoppen können

Hast du schon mal in den Spiegel geblickt und dich gefragt, warum die Fältchen trotz teurer Anti-Aging-Creme einfach nicht verschwinden wollen? Wenn uns ein Supermodel mal wieder erklären möchte, dass eine bestimmte Creme Falten glättet oder gar „entknitternd" wirkt, ist das oftmals weit von der Realität entfernt – genau genommen existiert „Anti-Aging" nämlich gar nicht.

Der Zahn der Zeit nagt natürlicherweise auch an unserer Haut und lässt sie altern. Hierbei unterscheiden wir die intrinsische und extrinsische Hautalterung. Zweites können wir verlangsamen, da hier vor allem äußere Faktoren eine Rolle spielen. Zu ebenjenen Faktoren gehören zum Beispiel Zigarettenkonsum, eine unausgewogene Ernährung und als Hauptursache die UV-Strahlung, die „Lichtalterung" bzw. „Photoaging" zur Folge hat. Da wir den Alterungsprozess also nur zum Teil nicht verhindern können, ist der Begriff „Slow Aging" bzw. „achtsames Altern" passender als „Anti-Aging".

Erscheinung der verschiedenen Hautalterungsprozesse

Extrinsische Hautalterung	Intrinsische Hautalterung
grobe Faltenbildung	feine Faltenbildung
ungleichmäßige Pigmentierung	gleichmäßige Pigmentierung
verdickte Hornschicht	unveränderte Hornschicht
grobes Hautrelief	schlaffes Erscheinungsbild
Reduktion der Schweiß- und Talgdrüsen	Reduktion der Schweiß- und Talgdrüsen
Reduktion der Haarfollikel	Reduktion der Haarfollikel
starker Elastizitätsverlust	geringer Elastizitätsverlust

Was hat es mit UV-Strahlung auf sich? UV-Strahlung ist Teil des Sonnenlichts. Die für uns Menschen relevantesten Bestandteile sind die UV-B- und die UV-A-Strahlung. Während die UV-B-Strahlung an der Synthese von Vitamin D beteiligt ist, kann sie leider auch für Sonnenbrand sorgen, das Hautkrebsrisiko erhöhen und Augenschäden verursachen. Die UV-A Strahlung hingegen dringt in tiefere Schichten unserer Haut ein und kann zu DNA-Schäden führen – das wiederum erhöht auch die Wahrscheinlichkeit, an Hautkrebs zu erkranken. Außerdem ist sie verantwortlich für phototoxische sowie photoallergische Reaktionen, also Hautveränderungen wie Rötungen oder Bläschen. DNA ist die Abkürzung für deoxyribonucleic acid, auf deutsch Desoxyribonukleinsäure. Sie ist Teil jeder Zelle und trägt nicht nur Erbinformationen in sich, sondern sichert auch das Überleben und die Weiterentwicklung eines Organismus.

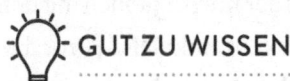 **GUT ZU WISSEN**

UV-Strahlung hat leider auch negative Auswirkungen auf Hautkrankheiten wie Akne oder Rosacea.

Übrigens ist das Verhältnis von UV-A- zu UV-B-Strahlen 20:1, das heißt, wir sind öfters der schädigenden Auswirkung von UV-A-Strahlung ausgesetzt.

Auch im Wasser ist man nicht geschützt, da in einem Meter Tiefe immer noch 50`Prozent der UV-B- und 75`Prozent der UV-A-Strahlung durchkommen.

REAKTIVE SAUERSTOFFSPEZIES – DIE EIGENTLICHEN ÜBELTÄTER?

ROS (reactive oxygen species) spielen eine zentrale Rolle in der Hautalterung. Diese Moleküle werden kontinuierlich in unserem Körper gebildet. Das passiert vor allem in Gewebe mit hohem Sauerstoffverbrauch wie zum Beispiel Gehirn und Leber. Bei der Energiegewinnung in unseren Mitochondrien, den kleinen Kraftwerken in unseren Zellen, entstehen ebenfalls ROS. Das ist ein natürlicher Vorgang und auch für die intrinsische Hautalterung von Bedeutung.

Im Rahmen der Lichtalterung werden auch ROS beziehungsweise freie Radikale gebildet, hochreaktive Moleküle und Verbindungen, die in Verdacht stehen, bestimmte Krankheiten zu begünstigen. Nun ist es so, dass unser Körper dank unterschiedlicher Mechanismen selbstverständlich in der Lage ist, diese von außen einwirkenden Radikale zu neutralisieren. Jedoch können die körpereigenen Mechanismen überlastet werden (immerhin hat der Körper ja auch mit den eigenen ROS zu tun!), weshalb ab diesem Zeitpunkt DNA, Proteine und Lipoproteine direkt geschädigt werden. Man geht sogar davon aus, dass circa 80 Prozent der Hautalterung im Gesicht durch UV-Strahlung verursacht wird.

SO KANN MAN DEN ALTERUNGSPROZESS VERLANGSAMEN

Mit dem Rauchen aufhören

Der Rauch einer Zigarette setzt pro Zug ca. 100.000.000.000.000 Radikale frei – In Worten: Hundert Billionen! Bei einer E-Zigarette sind es pro Zug bis zu 10.000.000.000.000 (zehn Billionen) freie Radikale. Um diese riesigen Zahlen besser einordnen zu können: Deutschland hat derzeit etwas mehr als 83.000.000 (dreiundachtzig Millionen) Einwohner*innen. Deshalb ist auch Passivrauchen ein ziemlich großes Problem und sollte vermieden werden – nicht nur wegen der Hautalterung, sondern auch aufgrund etlicher anderer Risiken für die Gesundheit.

Antioxidantienreiche Ernährung

Antioxidantien sind in der Lage, freie Radikale zu neutralisieren und so unseren Körper in seinen Abwehrmechanismen zu unterstützen. Auch hier ist es wichtig, auf möglichst unterschiedliche Lebensmittel zurückzugreifen, weil es keine pauschale Lösung für alle ROS gibt. Vor allem Beeren (Heidelbeeren, Himbeeren, Brombeeren),

Grüntee, Walnüsse, getrockneter Knoblauch und etliche Gewürze wie Kurkuma enthalten viele dieser hilfreichen Stoffe. Dass es nicht ausreicht, ausschließlich antioxidantienreiche Lebensmittel zu sich zu nehmen, versteht sich von selbst – eine ausgewogene Ernährung mit wenig bis gar keinen tierischen Produkten und nährstoffreichen, pflanzlichen Lebensmitteln sollte auf jeden Fall nicht nur für deine Haut in Betracht gezogen werden.

GUT ZU WISSEN

Täglich ein bis zwei Tassen Grüntee zu trinken, kann deinem Körper beim Kampf gegen freie Radikale helfen. Grüntee enthält im Vergleich zu anderen Teesorten große Mengen an natürlichen Bestandteilen, die antioxidativ wirken – auch Catechine genannt. Wer sich um den Koffeingehalt in Grüntee sorgt, sollte zu Sorten wie Kukicha und Bancha greifen.

Schützt euch vor UV-Strahlung

Dass UV-Strahlung einen großen Anteil an der extrinsischen Hautalterung hat, ist den meisten nun sicherlich klar. Genau deshalb ist Sonnencreme mitunter das beste kosmetische Mittel, um Photoaging beziehungsweise Lichtalterung vorzubeugen und ganz nebenbei das Hautkrebsrisiko zu reduzieren. Natürlich ist es auch hilfreich, Antioxidantien (Ascorbinsäure, Tocopherol, Bakuchiol, Grünteeextrakt) auf die Haut aufzutragen, aber Sonnenschutzmittel sollten hier dennoch die erste Wahl sein.

INCI-CHECK

Antioxidantien in der Hautpflege

Antioxidans	INCI-Bezeichnung
Ascorbinsäure (Vitamin C)	Ascorbic Acid
Astaxanthin	Astaxanthin
Bakuchiol	Bakuchiol
Coenzym Q10	Ubiquinone
Ferulasäure	Ferulic Acid
Grüntee	Camelia sinensis
Granatapfel	Punica granatum
Pycnogenol®	Pinus pinaster
Resveratrol	Resveratrol
Silymarin	Silybum marianum
Tocopherol (Vitamin E)	Tocopherol

Übrigens solltest du in diesem Zusammenhang lieber auf deinen nächsten Besuch im Solarium verzichten. Solarien belasten die Haut hauptsächlich mittels UV-A-Strahlung und, wie bereits erwähnt, sorgt diese vorrangig für Photoaging. Auch die Stärke der Strahlung ist nicht ohne: Unter der Sonnenbank entspricht sie ungefähr jener am Äquator zur Mittagszeit (UV-Index von 12). Das wäre laut Bundesamt für Strahlenschutz ein Grund, möglichst zu Hause zu bleiben.

GUT ZU WISSEN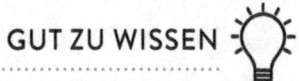

Wer bereits einen Solariumbesuch verbuchen kann, hat ein bis zu 20`Prozent erhöhtes Risiko, an Hautkrebs zu erkranken als jemand, der*die noch nie auf der Sonnenbank lag. Einer Schätzung zufolge ist Solariumnutzung für über 10.000 Erkrankungen an schwarzem Hautkrebs in den USA, Australien und Europa verantwortlich. Jene Form von Hautkrebs endet oft tödlich.

MYTHEN-CHECK

„Gesunde Bräune"

Gebräunte Haut wird immer noch mit Gesundheit und Erholung assoziiert – zumindest in den westlichen Ländern. Sie vermittelt Urlaubsfeeling und ist mancherorts sogar ein Schönheitsideal. Dabei ist die „gesunde Bräune" streng genommen ein Oxymoron.

Du erinnerst dich: In unserer Haut befinden sich bestimmte Zellen, die Melanozyten, die sogenannte Melanine produzieren, also Pigmente, die neben der Haarfarbe auch die unserer Haut bestimmen. Wenn wir jedoch von Bräune sprechen, ist nicht der genetisch bedingte Anteil an Melaninen in der Haut gemeint, sondern die durch UV-Strahlung ausgelöste Melaninsynthese. Sind wir der UV-Strahlung ausgesetzt, nimmt die Anzahl an Melanozyten sowie die Aktivität des Enzyms Tyrosinase in der Haut zu. Dadurch wird nicht nur die Herstellung der Melanine angekurbelt, sondern auch das Weitergeben jener Pigmente auf die lebenden

Zellen (Keratinozyten) gesteigert. Stellt euch Melanozyten wie einen Paketzusteller mit mehreren Armen vor. Im Fachjargon heißen diese Arme Dendriten. Über die Dendriten werden kleine Pakete mit Farbpigmenten an die Empfänger (Keratinozyten) verteilt – diese „Paketzustellung" wird auch Melanintransfer genannt und schützt unsere DNA vor Schäden. Ein Nebeneffekt dieser Mechanismen ist die Hautbräunung.

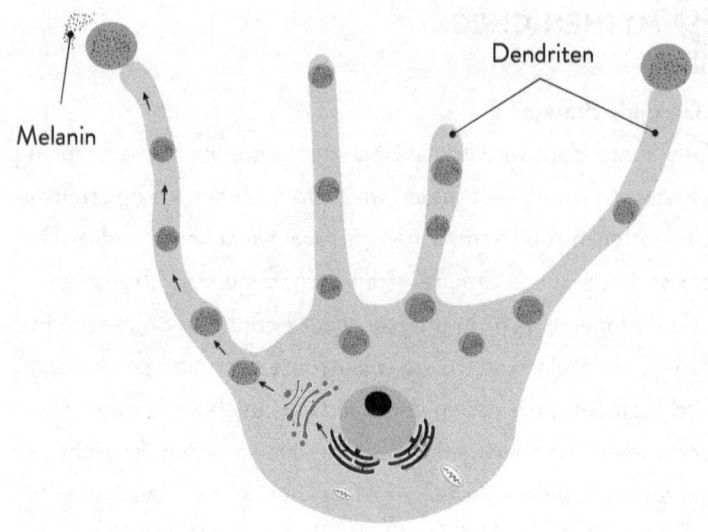

Kurz gesagt: Die UV-induzierte Hautbräunung ist nichts weiter als ein Versuch unserer Haut, mit den entstandenen Schäden umzugehen. Deshalb ist die „gesunde Bräune" leider ein Widerspruch in sich.

GUT ZU WISSEN

SPF ist die Abkürzung für Sun Protection Factor (Sonnenschutzfaktor) und sagt vorrangig etwas über den Schutz vor UV-B-Strahlung aus. Der UV-B-Schutz heller Haut erreicht theoretisch einen SPF von 0 bis 3, während stärker pigmentierte Haut einen theoretischen SPF von maximal 10 erreichen kann. Der SPF eines Produkts wird mittels einer standardisierten Methode durch spezielle Institute bestimmt und dann auf dessen Packung angegeben, etwa SPF30.

Wer dennoch nicht auf die Bräune verzichten kann, sollte wenn möglich zu Selbstbräunern greifen. Die meisten von ihnen enthalten DHA (Dihydroxyaceton). Dieser Stoff reagiert mit Proteinen in der Haut zu Melanoiden, melaninähnlichen Farbstoffen. Jener Prozess sorgt übrigens für den typischen Geruch, den viele mit Selbstbräunern verbinden.

Die Färbung der Haut tritt nach circa zwei bis vier Stunden ein und kann nicht abgewaschen werden. Jene Farbe verschwindet langsam innerhalb von circa drei bis zehn Tagen. Peelings (egal welcher Art) verringern die Haltbarkeit der Färbung.

Bei der Entwicklung von Selbstbräunern muss einiges beachtet werden, weil DHA ausschließlich in einem pH-Bereich von 3 bis 4 als stabil gilt und sie sich nicht mit allen Inhaltsstoffen gut verträgt. Aber in all den Jahren (Selbstbräuner sind zum Beispiel seit 1959 in den USA ein großes Ding) hat sich wirklich viel getan, was das Thema angeht – vor allem weil uns immer mehr bewusst wird, dass die UV-induzierte Bräune nicht sonderlich hautfreundlich ist.

KURZ UND KNACKIG

» „Anti-Aging" existiert genau genommen gar nicht, da wir den Alterungsprozess nicht stoppen können.

» Kosmetische Mittel haben ihre Grenzen! Der persönliche Lebensstil spielt auch im Zusammenhang mit der Hautalterung eine immense Rolle.

» Man geht davon aus, dass die UV-Strahlung für 80 Prozent der Hautalterung verantwortlich ist.

» Sonnencreme ist mitunter das beste Kosmetikprodukt, um Hautalterung vorzubeugen.

» „Gesunde Bräune" existiert nicht, da die durch UV-Strahlung verursachte Bräunung ein Zeichen für bereits entstandene Schäden ist.

» Solarien bringen ein hohes Hautkrebsrisiko mit sich.

» Wer dennoch nicht auf Bräune verzichten möchte, sollte möglichst auf Selbstbräuner zurückgreifen.

DIE BESTE
„Anti-Aging"-Creme
aller Zeiten!

Nachdem du jetzt weißt, dass hauptsächlich UV-Strahlung an Hautalterung schuld ist, denkst du eventuell darüber nach, eine Sonnencreme fürs Gesicht zu kaufen. Die Suche danach wird nicht einfach, aber sie lohnt sich! Denn bei Sonnenschutz gibt es viel zu beachten.

In erster Linie sollen Sonnenschutzmittel uns vor einem Sonnenbrand bewahren und so das Hautkrebsrisiko verringern. Vor allem in der Kindheit sind Sonnenbrände besonders fatal und erhöhen das Risiko, im späteren Lebensverlauf an Hautkrebs zu erkranken.

GUT ZU WISSEN

Das Bundesamt für Strahlenschutz (BfS) empfiehlt, ab einem UV-Index von 3 auf UV-Schutz zu achten. Die täglichen Werte können auf der Website https://www.bfs.de eingesehen werden. Dennoch ist es empfehlenswert, immer auf UV-Schutz zu achten, um Hautalterung vorzubeugen und das Hautkrebsrisiko zu minimieren.

KREBS: VORSORGE STATT NACHSORGE!

In Bezug auf Hautkrebs ist es sinnvoll, die eigene Haut zu beobachten, denn sich ausschließlich auf Sonnencremes und Kleidung zu verlassen, ist keine gute Idee – Hautkrebs kann auch an Stellen entstehen, die nie in Kontakt mit Sonne gekommen sind.

Die Selbstkontrolle zu Hause läuft folgendermaßen: Sollte ein Leberfleck einen der folgende Kriterien (ABCDE-Regel) erfüllen, dann ist es empfehlenswert, möglichst schnell einen Termin in einer dermatologischen Praxis zu vereinbaren. Auch ein regelmäßiges Hautkrebs-Screening bietet sich an, wenn man auf Nummer sicher gehen will.

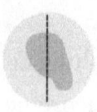

ASYMMETRIE

Ist der Fleck ungleichmäßig geformt?

BEGRENZUNG

Ist der Fleck am Rand ausgefranst oder uneben?

COLOR (FARBE)

Ist der Fleck unterschiedlich pigmentiert?

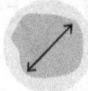

DURCHMESSER

Ist der Fleck an der breitesten Stelle vom Durchmesser größer als 5 mm?

ERHABENHEIT

Ist der Fleck ertastbar, wulstig oder schuppend?

Achtung! Sollte der Leberfleck bereits bluten oder jucken, dann ist das Aufsuchen einer medizinischen Einrichtung unbedingt notwendig. Außerdem ist die ABCDE-Regel kein Garant für eine hundertprozentig korrekte Diagnose.

AUS MEINEM ERFAHRUNGSSCHATZ

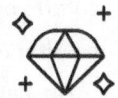

Ich selbst hatte jahrelang große Angst, eine dermatologische Praxis aufzusuchen, um ein Screening durchführen zu lassen. Aufgrund meiner Vorgeschichte (sehr helle Haut, etliche Sonnenbrände in der Kindheit und unzählige Leberflecke) hat sich eine gewisse Furcht in meinen Kopf gefressen. Hinzu kam noch die Tatsache, dass ich bis dahin schlechte Erfahrungen mit einem Dermatologen gemacht hatte und mich deshalb dieser für mich wichtigen Gesundheitsvorsorge entzog. Als mir jedoch ein bestimmter Leberfleck sehr verdächtig vorkam, begab ich mich auf die mühselige Suche nach einer neuen dermatologischen Praxis.

Nach ein paar Monaten erbarmte sich eine Praxis, mich in ihre Patientenkartei aufzunehmen – also, wenn du schon immer mal ein Hautkrebs-Screening durchführen lassen wolltest, dann kümmere dich jetzt! Es könnte wie bei mir der Fall sein, dass du lange auf einen Termin warten musst.

Im Rahmen eines Hautkrebs-Screenings musst du dich komplett nackt machen – wortwörtlich gemeint. Der*die Arzt*Ärztin schaut wirklich in jede Ritze deines Körpers. Dabei wird ein sogenanntes Dermatoskop verwendet, das eine Vergrößerungslinse samt Lichtquelle besitzt. Damit können Hautveränderungen genau betrachtet und diagnostiziert werden. Während der Untersuchung ist meiner Dermatologin auch tatsächlich derjenige Leberfleck aufgefallen, der der Grund meines Besuchs war. „Den würde ich vorsichtshalber entfernen", hat sie ganz nebenbei gesagt. Mir rutschte natürlich sofort vor Angst das Herz in die Hose, die ordentlich zusammengefaltet auf dem Stuhl neben mir lag.

Als hätte sie meine Angst gespürt, fügte die Dermatologin noch hinzu: „Aber die Wahrscheinlichkeit, dass es Hautkrebs ist, ist relativ gering."

Zwei Wochen später erschien ich zum OP-Termin für die Entfernung meines „Problem-Leberflecks". Da die Entfernung mittels Skalpells erfolgte, musste die Stelle betäubt werden – mit Unbehagen erinnere ich mich an die Spritze, denn die war eigentlich das Unangenehmste an der gesamten Prozedur. Natürlich wurde das Stück meiner Haut in ein Labor zur Biopsie geschickt, um im Fall einer Hautkrebsdiagnose weitere Schritte einzuleiten.

Ganze zwei Wochen wartete ich voller Sorge auf die Laborergebnisse und bekam bei der Nachuntersuchung meiner Operationswunde (die übrigens ganz gut verheilt war) endlich die befreiende Antwort: „Kein Hautkrebs".

In der Zwischenzeit wurde mir ein weiterer – jedoch unproblematischer – Leberfleck vorsorglich entfernt und einige davon stehen unter Beobachtung, weshalb ich auch jährlich die Dermatologin meines Vertrauens aufsuche.

Dank dieser Vorsorgeuntersuchungen fühle ich mich mittlerweile wortwörtlich wohler in meiner Haut und bereue es kein Stück, meine persönlichen Ängste überwunden zu haben.

WIE FUNKTIONIEREN SONNENCREMES ÜBERHAUPT?

Sonnenschutzmittel bestehen oftmals zu einem Großteil aus Wasser. Danach folgen mit 10 bis 20 Prozent die UV-Filter, die zum Erreichen des UV-Schutzes notwendig sind. Den Rest bilden hautpflegende Stoffe, Emulgatoren, Booster, Filmbildner, Stoffe zur Verbesserung der Sensorik, Verdickungsmittel und Konservierungsstoffe.

Unterteilt werden UV-Filter grundsätzlich in zwei Gruppen: anorganische und organische UV-Filter.

Wie funktionieren diese Filter genau? Stell dir die Elektronen von UV-Filter-Teilchen wie eine Zauneidechse auf einer Steinmauer vor. Eine kleine grün-schillernde Zauneidechse sitzt bei sommerlichen Temperaturen auf einer Steinmauer und wird vom Sonnenlicht förmlich dazu eingeladen, ihre Energiereserven aufzuladen. Also hopst sie munter auf die höchste Ebene der Steinmauer. Nun merkt die kleine Eidechse, dass es ihr zu viel wird, klettert eine Ebene hinunter, kühlt sich kurz ab und wendet sich danach wieder der Sonne zu. Kurzum: Die Elektronen der UV-Filter können Energie aufnehmen und werden so von der energiereichen UV-Strahlung zum Schwingen beziehungsweise Springen angeregt. Dabei verlassen sie ihren Platz, geben die Energie ab, kehren wieder zum Normalzustand zurück und alles beginnt von vorn – so wie bei der kleinen Zauneidechse. Genauso schützen uns UV-Filter. Sie nehmen die energiereiche sowie schädliche UV-Strahlung auf und wandeln sie in unschädliche Wärme um. Das nennt sich Absorption.

Es lässt sich zwischen organischen und anorganischen UV-Filtern unterscheiden: Bei den ersteren Filtersubstanzen handelt es sich oft um aromatische Verbindungen, die die UV-Strahlung absorbieren und in langwellige sichtbare Strahlung oder Infrarotstrahlung umwandeln. Genau genommen geraten die UV-Filter-Moleküle nach der Aufnahme von Photonen, also den Lichtteilchen, aus denen UV-Strahlung besteht, in einen energetisch angeregten Zustand, aus dem sie unter Abgabe von Wärmestrahlung schrittweise in den Grundzustand zurückkehren.

Der Vorteil besteht darin, dass sie je nach Filter in Öl, Alkohol oder Wasser löslich sind und keinen weißen Schleier auf der Haut erzeugen, welcher auch Weißel-Effekt genannt wird. Jedoch müssen sie geschickt miteinander kombiniert werden, um eine gute Lichtbeständigkeit (Photostabilität) und Verträglichkeit zu erreichen, denn manche unter ihnen schützen nur in einem bestimmten UV-Bereich, auch wenn es mittlerweile ein paar sehr stabile und verträgliche organische Breitbandfilter wie Tinosorb® S gibt.

Die anorganischen UV-Filter Titandioxid (INCI: Titanium Dioxide) und Zinkoxid (INCI: Zinc Oxide) absorbieren die UV-Strahlung ebenfalls und wandeln sie in Wärme um.

Das ist vor allem ihrer Eigenschaft als Halbleiter geschuldet: Stoffe unterscheiden sich in ihrer Leitfähigkeit und können danach in Leiter, Halbleiter und Nichtleiter differenziert werden. Halbleiter besitzen in ihrem Ausgangszustand keine freien Elektronen. Durch die Aufnahme von Energie in Form von Wärme oder Licht sind sie jedoch in der Lage, freie Elektronen zur Verfügung zu stellen, wodurch sie leitfähig werden. Bei Sonnencremes macht man sich natürlich vor allem die Eigenschaft der Absorption von UV-Strahlung zunutze.

Leider kann es bei der Absorption von UV-Strahlung dazu kommen, dass gewisse Formen des Titandioxids zum sogenannten photokatalytischen Effekt führen. Dieser Effekt wird zwar in bestimmten Bereichen sinnvoll genutzt wie zum Beispiel bei der photokatalytischen Selbstreinigung, das heißt Oberflächen werden speziell beschichtet und bleiben so keimfrei. Aber bei Sonnenschutzmitteln ist er extrem nachteilig, da die Bildung freier Radikale gefördert wird. Du erinnerst dich: die aggressiven Verbindungen, die Zellen schädigen können. Um diesen Effekt zu verhindern, werden die Titandioxidpartikel entweder mit Korund oder Siliziumoxid beschichtet. Außerdem zeigt sich, dass eine bestimmte Form des Titandioxids weniger anfällig für diesen Effekt ist und deshalb in Sonnencremes & Co. verarbeitet wird.

Nur ein sehr geringer Teil der UV-Strahlung wird durch anorganische UV-Filter gestreut beziehungsweise reflektiert, während der Rest absorbiert wird. Deshalb ist es laut heutiger Datenlage nicht korrekt zu sagen, dass deren Funktionsweise ausschließlich auf Reflexion basiert.

Anorganische UV-Filter zeichnen sich vor allem durch eine gute Verträglichkeit und Stabilität aus, sind aber aufgrund ihrer Unlöslichkeit nicht einfach zu verarbeiten. Außerdem weißeln sie je nach Filter und Partikelgröße mehr oder weniger stark, was daran liegt, dass sie sichtbares Licht reflektieren beziehungsweise streuen.

MYTHEN-CHECK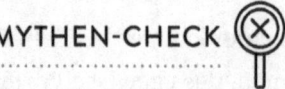

„Unsere Sonnencreme weißelt nicht!"

Wirklich viele Marken werben mit ihren angeblich nicht weißelnden Sonnencremes, die jedoch ausschließlich auf anorganischen UV-Filtern basieren. Was ist das Problem daran? Zunächst einmal werden Erwartungshaltungen geschürt, die in keiner Weise befriedigt werden können. Da die Filter Titandioxid und Zinkoxid natürlicherweise diesen typischen weißen Schleier auf der Haut erzeugen, ist die Enttäuschung in Bezug auf dieses von vornherein unerreichbare Versprechen groß. Vor allem Menschen mit stärker pigmentierter Haut sind hier extrem im Nachteil, da der „Gespensterlook" in diesen Fällen optisch stärker wahrnehmbar ist.

Des Weiteren können solche Behauptungen dazu führen, dass sehr viel weniger Sonnencreme aufgetragen wird. Das wiederum trägt zu einer stark verminderten Schutzleistung bei. Denn wer dem Claim „ohne Weißel-Effekt" Glauben schenkt, jedoch mit der korrekten Menge wie ein Gespenst aussieht, wird eventuell weniger Sonnencreme nutzen, um diesem unerwünschten Look zu trotzen.

INCI-CHECK

UV-Filter

Organisch	Anorganisch
Bis-ethylhexyloxyphenol	Titanium Dioxide
Methoxyphenyl Triazine (Tinosorb® S)	
Butyl Methoxydibenzoylmethane (Avobenzon)	Zinc Oxide
Diethylamino Hydroxybenzoyl	
Hexyl Benzoate (DHHB)	
Diethylhexyl Butamido Triazone (Uvasorb® HEB)	
Ethylhexyl Salicylate (Octisalat)	
Ethylhexyl Triazone (Octyltriazon)	
Methylene Bis-benzotriazolyl	
Tetramethylbutylphenol (Tinosorb® M)	
Octocrylene (Octocrilen)	
Phenylbenzimidazole Sulfonic Acid (PBSA)	
Terephthalylidene Dicamphor	
Sulfonic Acid (Ecamsule®)	
Tris Biphenyl Triazine (Tinosorb® A2B)	

GUT ZU WISSEN

Die Kosmetikverordnung gibt maximale Einsatzkonzentrationen für UV-Filter vor.

„Weniger ist mehr": Warum das bei Sonnencreme nicht stimmt
Viele Menschen in Deutschland verwenden gerade mal die Hälfte oder nur ein Viertel der benötigten Menge an Sonnencreme, was selbstverständlich den Schutz mindert. Denn wenn man die deklarierte Schutzleistung auf einer Sonnencreme erreichen möchte (zum Beispiel SPF 50), dann muss man mindestens ein Gramm im Gesicht auftragen, was circa einem halben Teelöffel entspricht. Sonnencremes, -sprays, -lotionen & Co. werden nämlich nach einer international standardisierten Methode getestet (ISO. 24444) und auf Grundlage dessen wird ihre Schutzleistung bestimmt.

Hierbei wird Probanden je einem Quadratzentimeter Haut zwei Milligramm des Produkts aufgetragen und nach Vorgaben der Testmethode anschließend der Schutz bestimmt. Das ist der Grund, warum es bei Sonnencremes dermaßen auf die Menge ankommt – der Spruch „weniger ist mehr" ist in diesem Fall absolut fehl am Platz.

Je nach Körperteil solltest du so viel Sonnenschutz auftragen:

Körperareal	Menge in Gramm
Gesicht	1,0
Je Unterarm	1,0
Je Handrücken	0,5
Kahle Kopfhaut	1,0
Hals und Dekolleté	1,0

Hier prallen zwei Welten aufeinander, denn in der Realität lassen sich viele Sonnenschutzprodukte nicht ganz so gut in den Alltag integrieren. Entweder sie sind zu fettig, weißeln zu stark oder machen andere

Probleme beim Auftrag. Deshalb ist es unabdingbar, Produkte selbst zu testen, eventuell Reviews zu lesen und sich Tragebilder anzuschauen, um von vornherein bestimmte Sonnencremes ausschließen zu können.

Sonnencreme im Alltag

Theoretisch wird empfohlen, ein Sonnenschutzmittel alle zwei Stunden erneut aufzutragen. Wer jedoch Sonnencreme im Alltag nutzt und hauptsächlich Büroarbeit verrichtet oder Make-up trägt, wird in den meisten Fällen nicht daran denken. Aufgrund der vielen sehr modernen UV-Filter in Sonnenschutzmitteln ist es bei leichten und wenig körperlichen Arbeiten auch nicht unbedingt notwendig, während der Arbeitszeit zum UV-Schutz aus der Tube zu greifen, und wenn wir mal ganz ehrlich sind: Meistens ist das auch nicht praktikabel.

Bei sportlichen Aktivitäten, viel schweißtreibender Bewegung, nach dem Schwimmen oder Abtrocknen mit einem Handtuch sollte der UV-Schutz jedoch unbedingt erneuert werden.

MYTHEN-CHECK

„Wenn ich öfter auftrage, kann ich länger in der Sonne bleiben"
Da Sonnenschutzmittel keinen hundertprozentigen Schutz vor UV-Strahlung garantieren können und UV-Schäden sich anhäufen, ist es nicht vorteilhaft, länger als nötig in der Sonne zu brutzeln. Beim erneuten Auftragen der Sonnencreme werden entweder Lücken geschlossen oder großflächig ein neuer schützender Film gebildet. Die Reparaturmechanismen der Haut werden bei diesem Vorgang leider nicht wiederhergestellt und sie muss weiterhin mit der anhaltenden Belastung klarkommen.

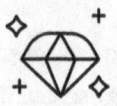 **AUS MEINEM ERFAHRUNGSSCHATZ**

Ich weiß, dass viele dieses Thema wahrscheinlich sehr viel ernster nehmen als ich – an dem Punkt war ich auch. Aber für mich ist mittlerweile ein Stück weit die Lebensqualität zur Priorität geworden. Im Jahresverlauf kommt Sonnencreme bei mir fast jeden Tag zum Einsatz, vor allem wenn ich weiß, dass ich draußen unterwegs bin. Auch unter Foundation, Puder & Co. macht mir das überhaupt nichts aus. Und wenn ich mir dessen bewusst bin, dass eine sportliche Aktivität in der Natur bei gewisser UV-Belastung ansteht wie zum Beispiel Wandern, Joggen oder Fahrradfahren, dann trage ich mein Sonnenschutzmittel fast jede Stunde erneut auf – vor allem wenn ich merke, dass Unmengen an Schweiß von meiner Stirn tropfen. Außerdem achte ich extrem auf entsprechende Kleidung samt Sonnenbrille.

Aber während ich gerade diese Zeilen tippe, trage ich relativ selten oder nur in geringer Menge Sonnencreme. Wenn es mir gesundheitlich nicht gut geht, dann spielt sogar die Hautpflege (die wahrlich eine riesengroße Leidenschaft von mir ist) eine untergeordnete Rolle. Schockierend, oder? Eigentlich nicht. Hautpflege sollte auch in gewisser Weise Spaß machen und weniger zu dogmatischen Sichtweisen beitragen – zumindest meiner bescheidenen Meinung nach. Meine Lebensqualität möchte ich mir trotz erhöhtem Hautkrebsrisiko dennoch bewahren, weshalb ich auch arg darauf achte, regelmäßig zur Vorsorge zu gehen.

SPF 25, 30 oder 50+?

Nun ist es auch wichtig zu wissen, was diese Zahlen auf der Sonnencreme eigentlich bedeuten und inwiefern sie in die Kaufentscheidungen einbezogen werden sollten. In diesem Zusammenhang wird immer wieder von der Eigenschutzzeit gesprochen, das heißt von der Dauer, in der man der UV-Strahlung ausgesetzt sein kann, bevor eine sichtbare Rötung entsteht. Jedoch ist das extrem individuell und von vielen Faktoren abhängig, was die „Eigenschutzzeit" sehr unvorhersehbar macht.

Besser ist es, sich darauf zu beziehen, inwiefern eine Sonnencreme vor UV-A- und UV-B-Strahlung schützt.

SPF Wert	So viel UV-B-Strahlung trifft ungehindert auf die Haut
6	ca. 16,7 %
25	ca. 4 %
30	ca. 3,3 %
50+	ca. 1,7 %

Auf den ersten Blick mögen die Unterschiede teilweise nicht so groß sein, jedoch darf man nicht vergessen, dass die meisten Menschen ihre Sonnencreme weder perfekt noch unter Laborbedingungen auftragen. Wer sich also dafür entscheidet, einen höheren SPF zu nutzen, kann den ungleichmäßigen Auftrag in gewisser Weise „ausgleichen".

Aber was ist mit dem UV-A Schutz? In der EU finden sich auf Sonnenschutzmitteln oftmals kleine UV-A-Siegel. Diese geben darüber Auskunft, dass der UV-A-Schutz mindestens einem Drittel des UV-B-Schutzes entspricht. Bei einer Sonnencreme mit SPF 50+ würde das heißen, dass der Schutz vor UV-A-Strahlung bei mindestens 20 liegt und somit maximal fünf Prozent der UV-A-Strahlung ungehindert auf die Haut treffen.

SPF Wert	UV-A-Schutz mit Siegel	So viel UV-A-Strahlung trifft ungehindert auf die Haut
6	Mind. 2	Max. 50 %
25	Mind. 8	Max. 12 %
30	Mind. 10	Max. 10 %
50+	Mind. 20	Max. 5 %

Im asiatischen Raum hingegen wird auf eine Kennzeichnung von PA+ bis PA++++ gesetzt, was für Protection Grade of UVA steht – zu Deutsch: Schutzgrad vor UV-A Strahlung. Hier ist die Testmethode in Bezug auf den UV-A-Schutz auch oft eine andere (ISO. 24442).

PA Kennzeichnung	UV-A-Schutz
PA+	2 bis 4
PA++	4 bis 8
PA+++	8 bis 16
PA++++	16 und höher

Auf diese Angaben solltest du beim Sonnencreme-Kauf achten:

» SPF nach der International Sun Protection Factor Test Method (ISO. 24444)

» UV-A-Schutz (z. B. UVA-Logo, das darüber Auskunft gibt, dass der Schutz vor UV-A-Strahlung mindestens ein Drittel des UV-B-Schutzes beträgt)

» Wasserfestigkeit, möglichst mit Prozentangabe und Testmethode

» Warnhinweise für den Umgang mit der Sonne

» Anwendungshinweise

» Zubereitung für spezielle Hauttypen: Kinder, Mallorca-Akne

Wasserfeste Sonnencreme muss übrigens nach 40 Minuten Aufenthalt im Wasser mindestens 50 Prozent des ausgelobten SPFs garantieren. Die Wasserfestigkeit von Sonnenschutzmitteln wird durch entsprechende Testmethoden überprüft und bestätigt.

 KURZ UND KNACKIG

» Die Entwicklung von Sonnenschutzmitteln ist extrem kompliziert, kostenintensiv, zeitaufwendig und benötigt ein hohes Maß an Expertise.

» Die enthaltenen UV-Filter beeinflussen maßgeblich die Schutzleistung von Sonnencremes.

» Wir unterscheiden organische und anorganische UV-Filter.

» Sowohl organische als auch anorganische UV-Filter basieren auf der gleichen Funktionsweise: Sie absorbieren UV-Strahlung und wandeln diese in unschädliche Wärme um.

» Bei Sonnenschutzmitteln kommt es extrem auf die Auftragsmenge an!

» Der SPF-Wert sagt hauptsächlich etwas über den Schutz vor
UV-B-Strahlung aus.

» Das UV-A-Logo gibt an, dass der Schutz vor UV-A-Strahlung
mindestens einem Drittel des UV-B-Schutzes entspricht.

Hitzige Diskussionen rund um Sonnenschutz: DIY-Sonnen-creme, Vitamin-D-Mangel und Kokosöl

Zum Thema „Sonnencreme" existieren leider so viele Mythen und Gerüchte, dass ich mich dazu entschlossen habe, einigen von ihnen ein ganzes Kapitel zu widmen.

Mythos Nummer 1: Do-it-yourself-Sonnencreme ist eine gute Idee

Sonnenschutzmittel zu entwickeln, gehört zu einer der schwierigsten Aufgaben im Bereich der Kosmetikherstellung. Das kann Jahre in Anspruch nehmen – trotz Know-how, Ausbildung und praktischer Erfahrung seitens des*der Produktentwicklers*in. Denn Ziel ist es, ein Produkt auf den Markt zu bringen, das dank seiner Formulierung vor Sonnenbrand schützt und das Hautkrebsrisiko senkt. Hierbei geht es nicht nur darum, irgendwelche Rohstoffe miteinander zu vermengen, sondern diese zu stabilisieren und ihre gleichmäßige Verteilung sowie Filmbildung zu garantieren.

Auch wichtig: Sonnencremes & Co. werden nach standardisierten Methoden getestet, um deren Schutzleistung zu bestimmen.

Hier einige Vorgaben der Testmethode nach ISO. 24444 zur Bestimmung des Sonnenschutzfaktors:

» zehn Proband*innen mit unterschiedlicher Pigmentierung im Alter von 18 bis 60 Jahren (ohne Hauterkrankungen, Lichtdermatosen (umgangssprachlich „Sonnenallergie"), Schwangerschaft und besondere Medikamenteneinnahme)

» Solarlichtquelle mit definierter Leistung

» Kontrolle der simulierten Strahlung auf der Haut durch analytische Verfahren (Potentiometrie)

» Pre-Screening zur Ermittlung des Pigmentierungstyps

» genaue Auftragsmenge des Produkts (2,0 mg/cm^2) und Angaben über die Auftragsmethode

» gleichzeitiger Auftrag eines Referenzprodukts mit hohem oder niedrigem SPF, je nach erwartetem SPF des Testprodukts

» festgelegte Einwirkzeit des Sonnenschutzprodukts auf der Haut vor Belichtung

» gleichzeitige Messung der minimalen Bestrahlungsdosis ,bis es auf ungeschützter Haut zu einer Rötung kommt

» Auswertung der Rötung mittels vorgegebener Farbskala (Colorimetrie)

» mathematische Vorgaben für die statistische Auswertung der Ergebnisse

Ob das in der heimischen Küche umsetzbar ist? Ich wage es zu bezweifeln. Übrigens ist selbst gemachte Sonnencreme nicht sicher beziehungsweise in jedem Fall weniger sicher als die von seriösen Kosmetikherstellern. Das ist schon allein der Tatsache geschuldet, dass die eigene Küche kein Labor ist. Und: dass im Gegensatz zur professionellen Kosmetikherstellung Tests in Bezug auf mikrobiologische, chemische und physikalische Beschaffenheit fehlen. Und: dass keine Sicherheitsbewertung samt toxikologischen Informationen vorliegt und, und, und. Denn das sind einige der regulatorischen Maßnahmen innerhalb der EU, die die Sicherheit eines kosmetischen Mittels garantieren sollen.

Mythos Nummer 2: Sonnencreme verursacht Vitamin-D-Mangel
Immer wieder wird behauptet, dass Sonnenschutz für Vitamin-D-Mangel verantwortlich ist. Aber was genau ist Vitamin D eigentlich und wie entsteht es? In unserer Oberhaut befindet sich der fettlösliche Stoff 7-Dehydrocholesterin. Dieser wird durch einen photochemischen Prozess unter der Einwirkung von UV-B-Strahlung über Zwischenstufen zu Vitamin D3 umgewandelt. Erst in der Leber und Niere wird das zunächst inaktive Vitamin zum Vitamin-D-Hormon, das nicht nur für unsere Knochen, sondern auch für unser Immunsystem wichtig ist.

Daher kommt die Annahme, dass durch die Verwendung von Sonnenschutzmitteln ein Mangel entstehen kann. Immerhin absorbieren die darin enthaltenen Filter die UV-Strahlung. Wichtig ist aber zu wissen, dass eine Sonnencreme mit SPF 50+ immer noch circa zwei Prozent jener Strahlung durchlässt, weshalb es eben keinen hundertprozentigen Schutz gibt.

Unter Laborbedingungen ist es zwar möglich, die Vitamin-D-Synthese durch Sonnenschutzmittel zu verringern, aber in der Praxis ist das schlichtweg nicht machbar, da Menschen keinen perfekten Auftrag erreichen können. Zumal die meisten Personen gerade mal die Hälfte oder nur ein Viertel der benötigten Menge verwenden. Man ist sich einig, dass der krebsvorbeugende Effekt von Sonnencremes höherwertig anzusehen ist als die Aufrechterhaltung des Vitamin-D-Spiegels. Hinzu kommt, dass die natürliche Besonnung nicht geeignet ist, um den Vitamin-D-Haushalt zu überwachen, da die Bestrahlung nicht steuerbar ist und natürlicherweise im Verlauf des Tages schwankt. Auch personenspezifische Faktoren können kaum einbezogen werden, zum Beispiel welche Körperstellen der Bestrahlung wie lange ausgesetzt sind und wie gut die körpereigene Synthese funktioniert.

Es gibt keine gesicherten Beweise, dass Sonnenschutz für Vitamin-D-Mangel verantwortlich ist, dafür aber etliche Studien, die belegen, dass Sonnenschutz das Hautkrebsrisiko minimiert. Wer sich um seinen Vitamin-D-Spiegel sorgt, sollte einfach einen Test durchführen und in Absprache mit dem*der Arzt*Ärztin Maßnahmen zur Verbesserung ergreifen, zum Beispiel über Nahrungsergänzungsmittel.

GUT ZU WISSEN

Aufgrund unserer geografischen Lage ist es zwischen Oktober und März nicht möglich, ausreichend Vitamin D zu erzeugen, selbst wenn man den ganzen Tag nackt herumlaufen würde.

Mythos Nummer 3: Pflanzenöle sind ein guter Sonnenschutz
Immer wieder werden Öle in sozialen Netzwerken als Sonnenschutz-mittel empfohlen. Ein bestimmtes Journal[3] wird dabei häufig als Beweis für diesen Mythos zitiert, um die Schutzleistung von Pflan-zenölen zu untermauern.

Darin ist zu lesen, dass zum Beispiel Kokosöl in-vitro einen SPF von 7,119 erreicht. Somit würde es circa 14 Prozent der UV-B-Strahlung durchlassen. Zum Schutz vor der UV-A-Strahlung werden keinerlei Aussagen getroffen, dabei stellt diese auch eine Gefahr dar und trägt zur Entstehung von Hautkrebs bei.

Des Weiteren weisen die Wissenschaftler*innen selbst darauf hin, dass diese Informationen ausschließlich für die Entwicklung von Sonnenschutz hilfreich sein können. In einer Veröffentlichung von 2011[4] ist zu lesen, dass es nicht ausreicht, eine einzige natürliche Komponente zum Schutz der Haut zu verwenden.

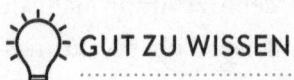 **GUT ZU WISSEN**

> Die AAD (American Academy of Dermatology) empfiehlt einen Breitband-Sonnenschutz mit mindestens SPF 30, um sich vor der UV-Strahlung zu schützen, die WHO (World Health Organization) spricht sich für den Gebrauch eines Sonnenschutzmittels mit SPF 15 oder höher aus.

Mythos Nummer 4: Nano-Partikel in Sonnencreme sind gefährlich
Wie wir bereits gelernt haben, beeinflusst die Partikelgröße von anorganischen UV-Filtern nicht nur deren Schutzleistung, sondern auch wie intensiv der „Gespensterlook" ausfällt. Unter anderem deshalb existieren sie auch im nano-skaligen Bereich (< als 100 nm). Hier wird jedoch immer wieder behauptet, dass mikronisiertes, also in winzige Teilchen verkleinertes Zinkoxid oder Titandioxid (INCI: Titanium Dioxide (nano) gesundheitsschädlich sei. Aufgrund ihrer Größe sollen die Teilchen in die Haut eindringen, in den Körper gelangen und dort Schaden anrichten. In einer Studie von 2008[5] konnte unter realistischen Bedingungen gezeigt werden, dass die Hornschicht eine sehr gute Barriere darstellt und in den tieferen Hautschichten keine Partikel gefunden werden konnten.

Bei sonnengeschädigter Haut sind die Teilchen zwar tiefer pentriert als bei gesunder Haut, trotzdem konnte keine transdermale Resorption festgestellt werden.

Aufgrund der aktuellen Studienlage sind sich Wissenschaftler*-innen bisher einig, dass nano-Zinkoxid und Titandioxid keine Gefahr für den Menschen darstellen, wenn sie auf die Haut aufgetragen werden. In Sprays sind sie jedoch verboten, um das für die Lunge schädliche Einatmen zu verhindern.

GUT ZU WISSEN

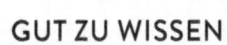

Ein gewisser Teil (weniger als ein Prozent) der nano-Partikel bleibt im Haarfollikel hängen und wächst mit dem Haar wieder aus.

Mythos Nummer 5: Sonnenschutz in Make-up reicht aus

Es gibt zwar unzählige Produkte aus dem dekorativen Bereich, die einen Sonnenschutzfaktor haben, bei Sonnenschutz jedoch kommt es, wie gesagt, extrem auf die Menge an. In der internationalen Testmethode (ISO. 24444) zur Bestimmung des Sonnenschutzfaktors werden zwei Milligramm pro Quadratzentimeter verwendet. Das sind mindestens ein Gramm fürs komplette Gesicht. In Bezug auf die Anwendung von Foundation ist das selten eine „alltägliche" Menge. Bei Puder mit Sonnenschutzfaktor verhält es sich ähnlich: Die meisten Personen tragen 0,085 Gramm auf – das bedeutet, man müsste das 14-Fache verwenden, um den deklarierten Schutz zu erreichen.

Zudem hat die Europäische Kommission in einer Stellungnahme darauf verwiesen, dass die Empfehlungen für Sonnenschutzmittel nicht auf Tagespflege und dekorative Kosmetik zutreffen, da sie nicht „zum ausschließlichen oder überwiegenden Zweck" vor UV-Strahlung schützen sollen.

Mythos Nummer 6: Personen mit stärker pigmentierter Haut erkanken nicht an Hautkrebs

Dieser Mythos ist ziemlich fatal und kann besonders Minderheiten hart treffen, da Schwarzen Menschen seit jeher eine „angeborene Robustheit" zugesprochen wird – vor allem von Weißen. Es ist zwar so, dass stärker pigmentierte Haut weniger anfällig für UV-induzierten Hautkrebs ist (hier sind vor allem die weniger sonnenverwöhnten Bereiche wie Fußsohlen, Nägel und Genitalien betroffen), jedoch sollte das keineswegs ein Freifahrtschein dafür sein, stundenlang in der Sonne zu brutzeln. Wie bereits erwähnt, liegt der maximale Eigenschutz von stärker pigmentierter Haut bei einem Wert von 10 –

was nicht sonderlich viel ist. Außerdem äußern sich Sonnenbrand & Co. in diesen Fällen oftmals anders als bei weißen Menschen. Vorsorge ist wichtig! Denn bei People of Colour wird Hautkrebs viel später erkannt als bei Weißen, was zwangsläufig zu einer geringeren Überlebenschance führt. Ein jährliches Hautkrebs-Screening in einer dermatologischen Praxis kann hier hilfreich sein, wird von vielen Krankenkassen ab einem bestimmten Alter übernommen und sollte möglichst genutzt werden.

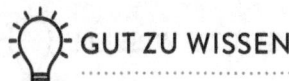 **GUT ZU WISSEN**

Hautkrebs gehört zur häufigsten Krebserkrankung überhaupt. Jedes Jahr sterben in Deutschland 3000 Menschen an schwarzem Hautkrebs (malignes Melanom). Außerdem wurde das Plattenepithelkarzinom, eine weitere Form von Hautkrebs, sowie dessen Vorstufen im Jahr 2015 vom Bundesministerium für Arbeit und Soziales (BMAS) als Berufskrankheit anerkannt – davon sind vor allem Personen betroffen, die Outdoor-Arbeiten verrichten.

Mythos Nummer 7: Sonnencreme ist nur im Sommer sinnvoll

Sobald der Herbst sanft an die Tür klopft, nehmen viele die fallenden Blätter als Anlass, ihre Sonnencreme in den Tiefen der Schublade verschwinden zu lassen. Wer jedoch lichtbedingter Hautalterung und Hautschäden vorbeugen möchte, sollte seine Sonnencreme nicht ab Oktober im Schrank verstecken.

Die Sonneneinstrahlung ist vom Sonnenstand abhängig und ändert sich natürlich nicht nur täglich, sondern auch saisonal. Jene Änderung ist auf die Neigung der Erdachse und die elliptische Form der Erdumlaufbahn zurückzuführen. Im Sommer erreicht die gesamte Sonneneinstrahlung bei uns aufgrund der Position der Erde zur Sonne die höchsten Werte. Ein Beispiel: Um die Zeit der Sommersonnenwende erreicht die gesamte Sonnenstrahlung auf Sylt bei wolkenlosem Himmel mittags einen Höchstwert von 900 Watt pro Quadratmeter, Ende Dezember dagegen weniger als 200 Watt pro Quadratmeter. Im Herbst und Frühling liegt der Wert bei circa 600 Watt pro Quadratmeter.

GUT ZU WISSEN

Bei leicht bewölktem Himmel kommen immer noch 90 bis 95 Prozent der UV-Strahlung durch.

Im Sommer sind wir der UV-Strahlung tendenziell stärker ausgesetzt, was auch durch die Zunahme an außerhäuslichen Aktivitäten und weniger Schutz durch Kleidung zusätzlich begünstigt wird. Nun ist es aber so, dass UV-A-Strahlung (unter anderem verantwortlich für Photoaging) einen erheblicheren Anteil am Sonnenlicht im Vergleich zur UV-B-Strahlung ausmacht – egal ob im Winter, im Sommer, bei bewölktem oder strahlend blauem Himmel.

Nun wissen wir, dass die UV-Strahlung im Herbst und Winter im Vergleich zu den Sommermonaten geringer ausfällt und könnten folglich den Schluss ziehen, dass die Schäden entsprechend unbedeutsam sind. Dieser Gedankengang hat jedoch seine Tücken, denn jeder Schaden durch UV-Strahlung häuft sich an und kann im späteren Verlauf zu Hautveränderungen führen.

Mythos Nummer 8: Sonnencreme in Innenräumen ist ein Muss

Zunächst lebt es sich getreu dem Motto „Nichts muss, alles kann!" ein bisschen entspannter. Jedoch ist es in der Tat so, dass Fensterglas nur vor UV-B-Strahlung schützt und UV-A-Strahlung durchlässt. Es existieren zwar spezielle Beschichtungs- und Verarbeitungsmethoden, aber in den meisten Häusern wird schlicht normales Fensterglas verbaut. Ob man jetzt auf Grundlage dieser Information zu Hause eine Sonnencreme verwenden möchte, bleibt einem selbst überlassen.

 KURZ UND KNACKIG

» DIY-Sonnencremes sind keine gute Idee, da sie mit den Produkten professioneller Hersteller nicht mithalten können.

» Es gibt keine Hinweise darauf, dass Sonnenschutzmittel Vitamin-D-Mangel verursachen.

» Pflanzenöle allein stellen keinen guten UV-Schutz dar.

» Mikronisierte anorganische UV-Filter sind beim Auftrag auf die Haut unproblematisch.

» Make-up mit SPF ist als alleiniger Schutz unzureichend, da die verwendete Menge viel zu gering ist.

» Bestimmte Formen von Hautkrebs sind als Berufskrankheit anerkannt.

» Auch Menschen mit stärker pigmentierter Haut können Hautkrebs bekommen und sollten wenn möglich regelmäßig zum Hautkrebs-Screening gehen.

» Es ist durchaus sinnvoll, Sonnencreme auch im Herbst und Winter zu benutzen.

» Fensterglas schützt hauptsächlich vor UV-B-Strahlung.

VENI, VIDI, VULVA –

wie sinnvoll sind Intimpflegeprodukte?

Der Markt für Intimpflege ist riesig und wird immer größer. Von Waschlotionen, Deosprays und Duschen: Alles scheint möglich. Oftmals wird Personen mit Vulva suggeriert, dass sie untenrum nach Erdbeeren, Schoko oder Minze riechen sollten – als wäre der natürliche Eigenduft unerwünscht, als wäre er nicht „normal" oder gar „unrein". Doch wie sinnvoll sind diese Produkte, wenn man sich nicht von Marketingversprechen oder bewussten Verunsicherungen blenden lässt?

DIE VULVA – AUCH FÜR VIELE BESITZER*-INNEN NACH WIE VOR EIN MYSTERIUM

Die amerikanische Gynäkologin und Kolumnistin Jen Gunter hat einmal gesagt: „Noch nie hat eine Frau davon profitiert, nichts über ihren Körper zu wissen. Im Gegenteil."[6] Ich gebe es zu: Vor einigen Jahren wusste ich selbst nicht, dass Vagina nicht gleich Vulva ist.

Ich habe mich kaum damit befasst, was in meinem Intimbereich so passiert und wie man die verschiedenen Zonen nennt – obwohl das der erste wichtige Schritt in Richtung Selbstbestimmung und gesundheitliche Vorsorge ist. Auch gynäkologische Untersuchungen waren für mich ein Graus. Mittlerweile bin ich sehr dankbar für meine Gynäkologin und kann frei über mein Wohlbefinden sowie meine Ängste sprechen, ohne Scham zu verspüren.

Als Vulva wird die Gesamtheit der äußeren primären Geschlechtsorgane bezeichnet. Falls du eine Vulva hast, kannst du sie ganz einfach ertasten, wenn du mit der Hand deinen Intimbereich berührst. Die Vagina hingegen gehört zu den inneren Geschlechtsorganen und verbindet die inneren Teile mit der Vulva.

Wie unterscheidet sich die vulväre Haut nun von anderer Haut, zum Beispiel zu der auf dem Unterarm? Nun, da sie einen hohen Anteil an Glykogen, einem Vielfachzucker, speichern kann, ist sie besser durchfeuchtet. Ihre Barriereschutzfunktion ist allerdings geringer, sie ist also anfälliger für Irritationen durch gewisse Stoffe. Die Besiedlung durch bestimmte Mikroorganismen ist daher besonders wichtig und soll vor Infektionen schützen. Außerdem liegt ihr pH-Wert zwischen 3,5 und 5,6.

MIKROFLORA, YONI-EIER UND VAGINALE DAMPFBÄDER

Die vaginale bzw. vulväre Mikroflora besteht aus folgenden Bakterien, Pilzen und Hefen:

Vulväre Mikroflora	Vaginale Mikroflora
Koagulase-negative Staphylokokken, Mikrokokken, Laktobazillen, Streptokokken, Gardnerella vaginalis, Hefen	Laktobazillen (hauptsächlich Lactobacillus crispatus, L. gasseri, L. iners und L. jensenii), Megasphaera spp., Leptotrichia spp., Atopobium vaginae, Gardnerella vaginalis, Staphylococcus aureus

Vor allem die vaginale Mikroflora stellt einen extrem wichtigen Schutzmechanismus gegen Infektionen dar. Die vorhandenen Laktobazillen tragen zur Gesundheit der Vagina bei und produzieren nicht nur Milchsäure und Wasserstoffperoxid, sondern auch Lactocin. Letzteres sorgt für ein gesundes Gleichgewicht zwischen Bakterien, Hefen und Pilzen. Wenn bspw. Atopobium vaginae und Gardnerella vaginalis sich zu stark vermehren, kann das unter bestimmten Voraussetzungen zu einer bakteriellen Vaginose führen.

Genau deshalb solltest du eine Vagina lieber nicht ausspülen, DIY-Dampfbäder benutzen oder dir irgendwelche Steine bzw. Yoni-Eier einführen. Es gibt keine wissenschaftlichen Beweise dafür, dass diese Praktiken Vorteile mit sich bringen. Sie können sogar zu Verletzungen und Infektionen führen, da die vaginale Flora aus dem Gleichgewicht gebracht werden kann.

Sogenannte Yoni-Eier, die durch vaginales Einführen angeblich das Lustempfinden verbessern und den Hormonhaushalt regulieren sollen, findet man im Internet zuhauf. Gynäkolog*innen sehen deren Verwendung kritisch, da Steine natürlicherweise spröde sind und es so zu vaginalen Mikroverletzungen kommen kann. Außerdem können sie aufgrund ihrer individuellen Porosität eine Brutstätte für Keime sein und stellen somit eine potenzielle Infektionsgefahr dar.

Falls du dich unwohl fühlen solltest, Schmerzen oder gar Juckreiz deine täglichen Begleiter sind, such bitte eine gynäkologische Praxis auf und lass dich medizinisch beraten.

INTIMPFLEGE: JA ODER NEIN?

Die vaginale Region lassen wir schön in Ruhe, aber die Vulva kann doch sicherlich eine Wäsche vertragen, oder? Immerhin kann sie in Kontakt mit Schweiß, Talg, Urin und Periodenblut kommen, da müssen wir sie doch täglich grundreinigen. Jein. Es hängt natürlich sehr davon ab, wie und womit du die äußeren Bereiche säuberst.

Hier ein paar Tipps für eine vulvafreundliche Pflege:

» nur einmal täglich reinigen
» nach Bedarf milde Reinigungsprodukte ohne jeglichen Duftzusatz nutzen, die auf den pH-Wert der Haut angepasst sind und möglichst keine reizenden Tenside enthalten
» auf Seife verzichten, da diese zu basisch ist und extrem reizende Tenside enthält
» die Schleimhäute maximal mit lauwarmem Wasser benetzen
» Peelings, Deosprays und Parfums haben im Intimbereich nichts verloren!

» Periodenprodukte nutzen, mit denen du dich wohlfühlst und zu denen du den besten Zugang hast, z. B. Tampons, Binden (möglichst parfümfrei), Periodenunterwäsche, Cups

» wenn du Haare entfernen möchtest, benutze einen Trimmer, da dieser seltener zu Verletzungen führt

» ohne Unterwäsche schlafen

» im Alltag möglichst komfortable und „atmungsaktive" Unterwäsche tragen, z. B. aus Baumwolle

» Waschmittel ohne Duftstoffe benutzen

» Toilettenpapier ohne Duft- und Farbstoffe nutzen

Theoretisch benötigst du kein spezielles Reinigungsprodukt für einen Intimbereich. Du kannst auch ein parfümfreies und hautfreundliches Waschgel bzw. einen Waschschaum aus dem Gesichtspflegebereich verwenden (auf den pH-Wert achten!). Einen Vorteil sehe ich jedoch bei den Intimwaschlotionen: Sie schäumen beim Verteilen nicht so arg, was seltener zu Kontakt mit den empfindlichen Schleimhäuten führen kann.

Pflegecremes und -lotionen sind nicht zwingend notwendig. Falls du deren Verwendung dennoch in Erwägung ziehst, solltest du möglichst darauf achten, mild formulierte Produkte zu nutzen. Intimpflege mit ätherischen Ölen, Beduftung und hohen Mengen an Ethylalkohol reizen unnötig diese besonders empfindliche Region.

KAUF DAS, NICHT DAS!

Kleiner Einkaufsguide für die Drogerie

Auch in der Drogerie kann man gut formulierte Hautpflege ergattern, die zudem noch bezahlbar ist. Jedoch sollte man seine eigenen Ansprüche ein wenig runterschrauben, da das Drogeriesortiment hauptsächlich feuchtigkeitsspendende und pflegende Produkte zu bieten hat. Actives in sinnvollen Konzentrationen sind hier relativ selten zu finden.

GUT ZU WISSEN

Der Begriff „Active" wird oft in Bezug auf Inhaltsstoffe genutzt, die einen tatsächlichen Nutzen für die Haut haben, also die nicht hauptsächlich für sensorische Zwecke oder beispielsweise zur Konservierung verwendet werden. Deren Funktionsweise ist selbstverständlich von ihrer Einsatzkonzentration sowie der Gesamtformulierung des Produkts abhängig.

Übersicht über einige Actives und deren Eigenschaften:

Active	Eigenschaften
Allantoin	reizlindernd
Ascorbic Acid (Vitamin C)	ausgleichend, antioxidativ
Avena sativa (Hafer)	beruhigend, reizlindernd
Bakuchiol	antioxidativ
Betain	feuchtigkeitsbindend
Bisabolol	beruhigend
Camellia sinensis (Grüntee)	antioxidativ
Ceramide	barrierestärkend
Ectoin	reizlindernd, beruhigend
Glycerin	feuchtigkeitsbindend
Niacinamide	feuchtigkeitsbindend, barrierestärkend, entzündungshemmend
Panthenol	beruhigend
Retinol	ausgleichend
Sodium Hyaluronate	feuchtigkeitsbindend
Sorbitol	feuchtigkeitsbindend
Ubiquinone	antioxidativ
Urea	feuchtigkeitsbindend, juckreizlindernd

Es fällt auf, dass etliche Actives sich die gleichen Eigenschaften teilen. Warum werden sie dennoch so vielfältig eingesetzt und es wird nicht ausschließlich auf einen Inhaltsstoff zurückgegriffen?

Das hängt natürlich auch mit deren stofflicher Beschaffenheit zusammen. Manche unter ihnen sind wasserlöslich wie zum Beispiel Ascorbinsäure (INCI: Ascorbic Acid), während andere wie Retinol sich in einer öligen Umgebung wohlfühlen. Viele Rohstoffe unterscheiden sich hinsichtlich ihrer Stabilität innerhalb bestimmter Formulierungen oder können dazu führen, dass das Endprodukt klebriger wird. Das muss bei der Entwicklung von kosmetischen Mitteln beachtet werden, deshalb ist es so hilfreich, aus einer Vielzahl an Actives mit unterschiedlichen Eigenschaften wählen zu können – nicht zuletzt, weil sie auch preislich stark voneinander abweichen.

Aber wo sucht man am besten nach Hautpflege? Als erstes sollte man sich die Frage stellen: Was will ich überhaupt? Das Minimum an Gesichtspflege sollte aus einer Sonnencreme und einem Reinigungsprodukt bestehen. Hier eignet sich natürlich zunächst die Gesichtspflegeabteilung. Man sollte auf keinen Fall gleich zum ersten Produkt im Regal greifen, sondern auch mal einen Blick auf die Eigenmarken werfen. Diese sind oftmals deutlich günstiger. Auch die „medizinische" Abteilung kann eine Goldgrube sein, da hier die Produkte in den meisten Fällen ohne Beduftung auskommen, hautfreundlich formuliert sind und auf empfindlicher Haut getestet wurden. Wer sich um das meist farbenfrohe Aussehen der heimischen Hautpflege nicht sorgt, kann einen Blick in die Babyabteilung werfen.

MYTHEN-CHECK

„Dermatologisch getestete Produkte sind immer besser!"

„Dermatologisch getestet" oder „Hautverträglichkeit dermatologisch bestätigt" – egal wo man hinsieht: Überall findet sich diese Info auf Produkten. Aber was bedeutet das genau und warum werben manche Marken damit und andere wiederum gar nicht? Ist eine dermatologisch getestete Creme automatisch besser oder gar verträglicher als eine ohne diese Angabe?

Als Auftraggeber*in eines solchen Tests muss man zunächst ein dermatologisches Institut finden, das diesen durchführt. Dieses Institut erhält dann ein Muster vom zu testenden Produkt – samt INCI-Liste und Anwendungshinweisen. In den meisten Fällen wird ein Standard Epikutantest gemacht, bei dem das Ziel ist, eventuelle Hautreizungen nachzuweisen. Hierbei werden 20 Milligramm oder 20 Mikrogramm des Produkts auf ein selbst klebendes Pflaster gegeben und auf die gesunde Haut (meistens im Rückenbereich) der Probanden angebracht. Das Pflaster soll die Aufnahme des Produkts intensivieren (das nennt man Okklusion). Nach 24, 48 und 72 Stunden werden die behandelten Areale von ausgebildeten Fachkräften begutachtet und dermatologisch ausgewertet.

Dermatologische Tests sind gesetzlich nicht genau reguliert. Und das ist der Grund, warum ihr auf manch einem kosmetischen Mittel keine Informationen dazu findet, weil ein dermatologischer Test schlichtweg nicht vorgeschrieben ist. Die Kosten für solch einen Test belaufen sich auf drei- bis vierstellige Summen, je nachdem wie und wo man ihn durchführen lässt. Da ist es verständlich, dass Unternehmen „dermatologisch getestet" auch auf ihre Produkte draufdrucken, wo sie dafür so viel Geld hinlegen mussten. Denn werben darf man damit nur, wenn solch ein Test auch erfolgt ist – alles andere wäre irreführend.

Eigentlich sind diese Tests jedoch nicht wirklich aussagekräftig – zumindest nicht für die Kundschaft. Denn es gibt unterschiedliche Möglichkeiten, einen dermatologischen Test durchführen zu lassen. Der in Auftrag gegebene Test kann sich unter anderem hinsichtlich folgender Punkte unterscheiden:

» Probandenanzahl (wie viele Menschen haben an diesem Test teilgenommen?)

» Hauttyp der Probanden (divers, sensibel, atopisch?)

» Okklusionsdauer (24, 48 und 72 Stunden oder 48, 72, 96 Stunden?)

Je nach Produktart können wiederum andere Tests in Betracht gezogen werden. Bei kosmetischen Mitteln, die nicht lange auf der Haut bleiben, wie zum Beispiel Reinigern, eignet sich ein offener Epikutantest. Bei diesem Test erfolgt kein „Abdichten" des Hautareals mit einem Pflaster und das Produkt bleibt auch nicht so lange auf der Haut.

Die Ergebnisse des dermatologischen Tests werden in einem Protokoll zusammengefasst, das man als Verbraucher*in in der Regel natürlich nicht liest. Am Ende steht nur „dermatologisch getestet" auf der Creme oder dem Peeling und das trotz eventueller Hautreaktionen aufgrund fehlender beziehungsweise ungenauer Angaben seitens des Gesetzgebers.

Daraus lässt sich schließen: Auch wenn ein „dermatologisch getestet" nicht gleichbedeutend mit „extrem hautverträglich" ist, ist es eine gute Möglichkeit, das eigene Produkt besser einordnen zu können. Auch für viele Kund*innen spielen diese Tests nach wie vor eine wichtige Rolle. Optimal wäre es natürlich, wenn Marken ihre Ergebnisse und Testbedingungen offener kommunizieren würden, um der Kundschaft eine gewisse Einschätzung zu ermöglichen – vor allem solange es keine allgemeingültigen Richtlinien seitens der EU gibt. Aber da das in nächster Zeit wahrscheinlich nicht passieren wird, sollte man sich nicht einzig auf diesen Hinweis verlassen. In jedem Fall lohnt es sich, einen Blick auf die Inhaltsstoffe zu werfen und das Produkt selbst zu testen – vieles hängt nämlich auch von der Verwendungsdauer und selbstverständlich einem selbst ab.

REINIGUNGSPRODUKTE – JUST RINSE THEM OFF!

GUT ZU WISSEN

Rinse-off- bzw. Reinigungsprodukte landen sowieso im Abfluss, weshalb es sich nicht immer lohnt, viel Geld dafür auszugeben.

WASCHGEL

… ist der Klassiker unter den Reinigungsprodukten! Waschgel verhält sich in der Anwendung ziemlich unkompliziert und basiert oftmals auf Wasser, Tensiden und konsistenzgebenden Bestandteilen.

Eine erbsen- bis haselnussgroße Menge reicht bereits aus, um das Gesicht zu reinigen. Das Waschgel wird zunächst in die Hand gegeben und mit lauwarmem Wasser aufgeschäumt. Dieser Schaum wird dann auf dem Gesicht verteilt, kurz einmassiert und wieder abgespült.

REINIGUNGSSCHAUM

... ist eine tolle Möglichkeit für alle, die eventuell motorisch eingeschränkt sind oder wenig Zeit haben. Hier ist der Wasseranteil höher und auf Konsistenzgeber wird weitestgehend verzichtet. Beim Betätigen des Pumpmechanismus kommt das Produkt als fertiger Schaum heraus und kann sofort auf der Haut verteilt werden.

REINIGUNGSÖL

... basiert – wie es der Name schon sagt – auf einer oder mehreren Ölkomponenten. Da Wasser und Öl sich jedoch nicht vertragen, wird dem Reinigungsöl ein Emulgator beigefügt. Dieser sorgt dafür, dass das Produkt sich dennoch mit Wasser entfernen lässt. Der Vorteil von Reinigungsölen liegt ganz klar auf der Hand: Sie sind sehr gut darin, Fette zu lösen, und eignen sich deshalb besonders zum Entfernen von Make-up oder Sonnencreme. Vom Reinigungsöl benötigt man jedoch in der Regel eine größere Menge, um ein gutes Ergebnis zu erzielen. Ein halber oder gar ein ganzer Teelöffel kann da schon zu Buche schlagen. Diese Menge wird dann auf dem trockenen Gesicht einmassiert, verteilt und mit Wasser abgespült. Wie gut ein Reinigungsöl sich entfernen lässt, ist extrem von dessen Formulierung abhängig – man kommt definitiv nicht drum herum, sich durchzuprobieren.

GUT ZU WISSEN

Reinigungsöle, -balms und -gelees sind oftmals besonders sanft, da die enthaltenen Tenside (meistens Emulgatoren) hautfreundlicher sind und sie hauptsächlich aus rückfettenden Komponenten bestehen.

REINIGUNGSMILCH

Bei Reinigungsmilch oder -lotion handelt es sich meistens um Emulsionen, das heißt eine Öl- und Wasserphase wird mittels Emulgator zusammengebracht. So entsteht ein cremiges Produkt, das man theoretisch mit Wasser entfernen kann. Reinigungsmilch ist in der Regel so konzipiert, dass ein leicht pflegender Film auf der Haut zurückbleibt. Deshalb eignet sie sich weniger zum Entfernen von Make-up oder hartnäckigen Produkten und wird meistens von Menschen mit trockener Haut bevorzugt.

WASCHSTÜCKE

Mit der „Less Waste" und „Zero Waste"-Bewegung ist der Wunsch nach festen Reinigungsprodukten immer größer geworden. Das ist der Grund, warum man mittlerweile zusätzlich zu den üblichen Verdächtigen auch feste Gesichtsreinigung in den Drogerieregalen vorfinden kann. Hier ist die Gefahr jedoch groß, dass man zu einem weniger hautfreundlichen Produkt greift. Deshalb ist es von Vorteil, sich mit den Unterschieden in Bezug auf Seife, Syndets und Combo Bars zu beschäftigen.

Waschen mit Hartem – über Seife, Syndets und Combo Bars

Seife ist eines der ältesten Reinigungsmittel und wurde früher mithilfe einer Mischung aus Pflanzenölen sowie Pottasche hergestellt. Heutzutage wird sie im industriellen Maßstab mittels Fettsäurenverseifung produziert. Dabei werden vor allem pflanzliche Fette durch heißen Wasserdampf und unter hohem Druck in Gegenwart eines Katalysators in ihre Fettsäuren und Glycerin gespalten. Nach dem Abkühlen werden die Fettsäuren vom Glycerin getrennt und mit Natronlauge oder Natriumcarbonatlösung neutralisiert. Gängige Öle und Fette in der Seifenherstellung sind Palmöl, Kokosöl, Olivenöl, Sonnenblumenöl sowie tierische Fette wie Talg und Schmalz. Es lässt sich zwar nicht abstreiten, dass Seife viele Jahre ein bewährtes Reinigungsmittel für Haut, Haar und Wäsche war, aber es gab zur damaligen Zeit auch keine wirkliche Alternative.

Leider hat Seife einige Nachteile, die wir mittlerweile kennen:

» Seifentenside haben ein hohes Irritationspotenzial.

» Seife reagiert in wässriger Lösung basisch und hat so nicht nur einen negativen Effekt auf unseren Säureschutzmantel, sondern auch auf bestimmte Textilien wie Wolle, Seide oder Viskose.

» Seife reagiert mit den Metallionen im Wasser zu schwer löslicher Kalkseife, die sich überall ablagert, egal ob Waschbecken, Waschmaschine oder Kleidung. Bei Textilfasern führt das auf Dauer zu einer Verhärtung und dem typischen Grauschleier.

» Handtücher, die oft mit Seife gewaschen werden, können Feuchtigkeit irgendwann nicht mehr so gut aufnehmen. Das liegt ebenfalls an der wasserabweisenden Kalkseife, die sich auf den Fasern ablegt.

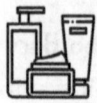 **INCI-CHECK**

Seifentenside

An diesen Bezeichnungen erkennst du Seifentenside in der INCI-Liste: Sodium Cocoate, Sodium Palmate, Sodium Tallowate, Sodium Olivate, Sodium Stearate.

Aber Achtung! Manchmal wird's mit dem Erkennen von Seife ganz schön tricky, weil Hersteller ab und zu statt der Seifentenside Pflanzenöle in der Inhaltsstoffeliste angeben, um zum Schluss Natriumhydroxid (INCI: Sodium Hydroxide) aufzulisten. Das ist meistens bei überfetteten Seifen der Fall, denen aufgrund von nicht komplett verseiften Bestandteilen eine bessere Hautverträglichkeit zugesprochen wird. Leider ändert das nichts daran, dass diese Seifen vom pH-Wert (8 bis 10) und den enthaltenen Tensiden nicht gerade hautfreundlich sind.

Beispiel für die Zusammensetzung (INCI-Liste) einer solchen Seife: Olea Europaea Fruit Oil (Olivenöl), Aqua, Sodium Hydroxide, Brassica Campestris Seed Oil, Ricinus Communis Seed Oil, Cocos Nucifera Oil, Theobroma Cacao Extract, Avena Sativa Bran, Coumarin

Nachdem die Nachteile von Seife immer mehr Gehör fanden, wurde in Deutschland in den 50er-Jahren das erste seifenfreie Waschstück auf den Markt gebracht. Es sollte die Nachteile von Seife bereinigen und eine hautfreundlichere Alternative darstellen. Die Produktion der seifenfreien Waschstücke ist aber weitaus aufwendiger und fast dreimal so teuer wie die Seifenherstellung. Im industriellen Maßstab wird die möglichst fein gemahlene Tensidbasis mit weiteren festen und flüssigen Bestandteilen zu einer homogenen Masse vermengt. Ähnlich wie bei der Seife stellen vor allem Pflanzenöle wie Palm- und Kokosöl die Ausgangsrohstoffe für die Herstellung von synthetischen beziehungsweise modernen Tensiden dar. Die Gewährleistung der Homogenität ist hierbei der schwierigste Part. Der geglättete Syndetstrang wird geschnitten, in Kastenformen gepresst und nach eventueller Zwischenlagerung verpackt. Eine weitere Möglichkeit, die auch von vielen kleinen Manufakturen genutzt wird, ist die Vermengung der pulvrigen Tenside mit warmen Wachsen, Fetten und Stärke. Diese Mischung wird händisch in Form gebracht, abgekühlt und später verpackt.

Die Vorteile von Syndets liegen ganz klar auf der Hand: die Entstehung von schwer löslicher Kalkseife wird vermieden, deren Reinigungskraft und Schaumvermögen hängt nicht von der Wasserhärte ab und sie lassen sich vom pH-Wert einstellen und somit hautfreundlicher gestalten. Außerdem steht ein breites Spektrum an modernen Tensiden zur Verfügung, die man miteinander kombinieren kann, um so ein ausgewogenes und möglichst hautfreundliches Produkt zu kreieren.

GUT ZU WISSEN

Der Begriff „Festes Shampoo/Duschgel/Gesichtsreinigung" ist oftmals nur eine andere Bezeichnung für seifenfreie Waschstücke. Trotzdem sollte man immer die Inhaltsstoffe checken, da Marken ihre Produkte manchmal falsch kennzeichnen.

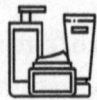 ## INCI-CHECK

Synthetische beziehungsweise moderne Tenside

Natriumcocoylsulfat (INCI: Sodium Coco-Sulfate), Natriumlaurylsulfat (INCI: Sodium Lauryl Sulfate), Natriumcocoylisethionat (INCI: Sodium Cocoyl Isethionate), Dinatrium-4-dodecyl-2-sulfonatosuccinat (INCI:Disodium Lauryl Sulfosuccinate)

Nun besteht die Möglichkeit, Seifentenside mit modernen Tensiden zu mischen und ein Kombiwaschstück zu erzeugen. Der Anteil an Seife in solchen Combo Bars soll mindestens zehn Prozent betragen. Die Seifentenside dienen oftmals als Füllstoff oder sollen die Reinigungskraft erhöhen, können jedoch einen hautunfreundlichen pH-Wert zur Folge haben. Das wohl bekannteste und älteste Combo Bar ist die Dove Beauty Cream Bar, das in wässriger Lösung einen pH-Wert von circa 7 aufweist.

Vor- und Nachteile von Seife und Syndets:

Seife	Syndet
+ kostengünstig in der Herstellung	+ hautfreundlichere Formulierungen möglich
+ neigt weniger zu Versumpfung	+ selbstkonservierend
+ selbstkonservierend	+ bildet keine Kalkseife aus
− alkalischer pH-Wert ist nicht hautfreundlich	+ vom pH-Wert hautfreundlich einstellbar
− Seifentenside haben hohes Irritationspotenzial	− neigen zu Versumpfung, werden also weich und schleimig
− bildet bei hartem Wasser Kalkseife	− kostenintensivere Herstellung

LEAVE-ON-PRODUKTE: DIE BLEIBEN!

Nachdem Leave-on-Produkte nicht wieder abgewaschen werden, lohnt es sich, gut zu recherchieren, welche man benutzen möchte.

GESICHTSWASSER UND TONER

Hier schaut's im Drogerieregal nach wie vor nicht allzu gut aus. Es existieren kaum Toner, die ohne deklarationspflichtige Duftstoffe oder hohe Mengen an Ethylalkohol auskommen. Dabei kann ein Gesichtswasser unfassbar angenehm und hilfreich sein. Manche Produkte lassen sich etwa sehr viel einfacher auf feuchter Haut auftragen, vor allem wenn sie pflegende Bestandteile enthalten oder normalerweise zu klebrig sind. Außerdem kommt es selten bis gar nicht vor, dass diese extrem wässrigen Produkte mit anderer Gesichtspflege innerhalb der Routine interagieren und diese negativ beeinflussen.

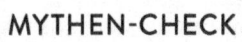 **MYTHEN-CHECK**

„Gesichtswasser neutralisiert den pH-Wert der Haut."
Der pH-Wert der Haut bewegt sich wie erwähnt in einem Bereich zwischen 4 und 6. Das hat nicht nur mit den auf ihren lebenden Mikroorganismen zu tun, sondern auch mit dem abgesonderten Schweiß und Talg. Die meisten Gesichtspflegeprodukte sind vom pH-Wert auch so eingestellt, dass sie aus hautphysiologischer Sicht keine Nachteile für uns haben – außer man benutzt explizit basische Gesichtspflege wie zum Beispiel Seife. Und selbst in diesem Fall schafft es unsere Haut, innerhalb einiger Zeit wieder zu ihrem leicht sauren Milieu zurückzukehren.

FEUCHTIGKEITSCREMES / MOISTURIZER

Die Auswahl an Cremes oder Moisturizern ist riesig. Leider gibt es auch hier keine pauschale Lösung für alle, weshalb man nicht drum herum kommt, diese Produkte selbst zu testen.

 MYTHEN-CHECK

„Man braucht extra Tages- und Nachtcremes."
Dieser Mythos soll vor allem für Zusatzverkäufe sorgen. Oft muten Nachtcremes reichhaltiger an, aber es gibt es keine festen Vorgaben. Wer mit seiner Tagescreme (ohne Sonnenschutzfaktor) wunderbar klarkommt, kann sie problemlos nachts verwenden und umgekehrt.

Feuchtigkeitscremes haben eigentlich nur eine wichtige Aufgabe: der Haut Feuchtigkeit zuführen und sie zu pflegen. Hier kommt es auf das Zusammenspiel aus Okklusiva, Emollienzien und Feuchthaltemitteln an. Alles, was noch zusätzlich hinzukommt und durch Actives unterstützt wird, kann man als schöne Beigabe betrachten.

Inhaltsstoffe	Eigenschaften	Beispiele
Okklusiva	erzeugen einen leicht wasserabweisenden Film und schützen die Haut vor Feuchtigkeitsverlust	Petrolatum, Kakaobutter, Fettalkohole, Lanolin, Silikonöle, Bienenwachs, Beerenwachs, Kokosöl
Emollienzien (Hautpflegemittel)	machen die Haut geschmeidig und pflegen sie	Jojobaöl, Sheabutter, Silikonöle, Kokosöl
Humectants (Feuchthaltemittel)	binden in der Haut Feuchtigkeit und speichern sie	Glycerin, Urea, Natriumhyaluronat, Zink PCA, Sorbitol

 **MYTHEN-CHECK**

„Petrolatum ist schlecht für die Haut."

Das Gerücht, Petrolatum beziehungsweise Vaseline würde sich nachteilig auf die Hautgesundheit auswirken, ist wahrscheinlich so alt wie die Bundesrepublik selbst. Dabei ist die Geschichte der Vaseline eine durchaus spannende. Sie beginnt mit Robert Chesebrough, der aus vermeintlich nutzlosen Erdölresten in einem langwierigen Prozess die pharmazeutisch reine Vaseline herstellte. Für damalige Zeiten war das eine Sensation, weil es bis dahin nur Schmalz, Olivenöl oder Gänsefett in gereinigter Form gab. 1872 ließ Chesebrough die salbenartige Substanz unter dem Namen Vaseline patentieren. Die Entstehungsgeschichte der Vaseline würde man heutzutage wahrscheinlich unter dem Begriff „Upcycling" verbuchen.

Vaseline hat einige Vorteile gegenüber anderen fetthaltigen Substanzen: Sie ist sehr stabil, wunderbar hautverträglich und günstig. Deshalb findet man sie oft in medizinischen Salben oder Produkten für besonders empfindliche Haut. Dass sie angeblich Unreinheiten fördert und tief in die Haut eindringt, hat wissenschaftlich gesehen weder Hand noch Fuß – ihre Teilchen sind nämlich zu groß, um Porenausgänge zu verstopfen oder gar die Hornschicht komplett zu passieren.

Klar kann man Vaseline aus Umweltgründen als negativ betrachten, da ihre Herstellung auf Überresten fossiler Rohstoffe beruht, aber Vaseline deshalb eine Form der Schädlichkeit anzudichten, ist dennoch weit hergeholt. Die in der EU verbreitete Vaseline liegt in stark gereinigter Form vor, bevor sie überhaupt in Arzneimitteln, Salben oder Kosmetik verwendet wird.

Bei Moisturizern werden im Allgemeinen zwei Arten unterschieden: die Öl-in-Wasser-Emulsion und die Wasser-in-Öl-Emulsion. Es existieren auch noch andere Formen, aber die beiden gehören zu den bekanntesten.

Die Öl-in-Wasser-Emulsion

Bei der O/W-Emulsion sind die Lipidtröpfchen im Wasser verteilt, wobei die lipophilen (fettliebenden) Bestandteile die innere Phase bilden und das Wasser die äußere Phase. Jene Zubereitungen sind mit Wasser abwaschbar oder mischbar und erzeugen ein leichtes Hautgefühl ohne spürbaren Fettfilm.

Die Wasser-in-Öl-Emulsion

Bei der W/O-Emulsion sind die Wassertröpfchen umgeben von der Lipidphase. Solche kosmetischen Zubereitungen fühlen sich reichhaltiger auf der Haut an, ziehen langsamer ein, hinterlassen oftmals einen Fettfilm und sind wasserabweisend.

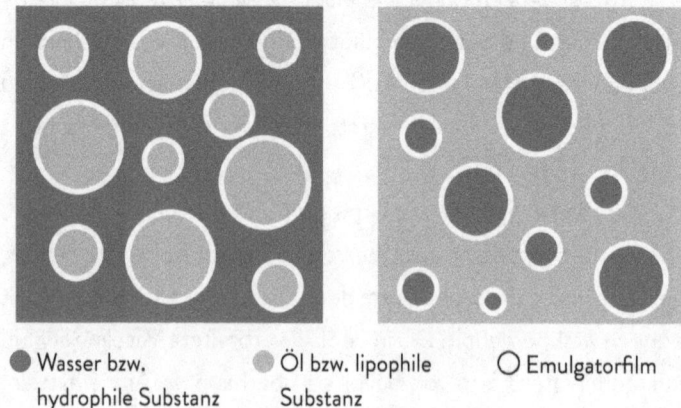

● Wasser bzw.
hydrophile Substanz
    ● Öl bzw. lipophile
Substanz
    ○ Emulgatorfilm

Grundlegender Aufbau einer Emulsion

Ölige/lipophile Phase	Emulgatorfilm	Wässrige/hydrophile Phase
» Salbengrundlagen z. B. Petrolatum	» Emulgatoren z. B. Glycerylstearat	» Wasser
» Hautpflegemittel z. B. Olivenöl	» Konsistenzgeber z. B. Xanthangummi	» Pflanzenextrakte z. B. Grünteeextrakt
» ätherische Öle z. B. Lavendelöl	» Ko-Emulgatoren z. B. Cetearylalkohol	» wasserlösliche Vitamine/Actives z. B. Ascorbinsäure
» fettlösliche Vitamine z. B. Vitamin E		» Salze z. B. Natriumlaktat
» lipophile Actives z. B. Bakuchiol		» Eiweißverbindungen z. B. hydrolysiertes Reisprotein
		» Konservierungsstoffe z. B. Natriumbenzoat
		» Puffersubstanzen z. B. Zitronensäure und Natriumcitrat
		» pH-Regulatoren z. B. Milchsäure

GUT ZU WISSEN

Man kann zu Hause auch einen kleinen Test durchführen, um in Erfahrung zu bringen, ob der Ölanteil in einem Moisturizer relativ hoch ist. Einfach etwas von der Creme auf ein Stück Küchenrolle geben, einziehen lassen und schauen, ob sich ein Fettfleck gebildet hat.

AUGENCREMES – SINNVOLL ODER NICHT?

 MYTHEN-CHECK

„Man muss unbedingt eine Augencreme benutzen!"
Es stimmt natürlich, dass die Haut im Augenbereich besonders dünn ist und keine Fettpolster besitzt. Dennoch ist es nicht zwangsläufig notwendig, eine spezielle Augencreme zu verwenden. Der Begriff „Augencreme" ist nämlich kein Garant dafür, dass das Produkt auch hautfreundlich ist. Viele Augencremes enthalten potenziell reizende und allergieauslösende Duftstoffe, deren Sinn im Augenbereich hinterfragt werden sollte.

Augencremes haben zwar den Vorteil, dass sie darauf ausgelegt sind, nicht ins Auge zu kriechen – hier wird meistens auf wenig spreitende Öle gesetzt. Jedoch kann man selbstverständlich auch eine milde Gesichtscreme im Augenbereich nutzen, wenn man weiß, dass man damit gut klarkommt. Auch wichtig: Der Begriff „Augencreme" ist weder gesetzlich reguliert noch klar definiert.

SEREN

Der Begriff des Serums ist natürlich auch nicht genau definiert, jedoch ist man sich durchaus einig, dass ein Serum entweder eine leichte Emulsion oder ein wässriges Produkt mit dickerer Konsistenz ist. Oftmals enthalten Seren bestimmte Konzentrationen an Actives, was sie unter Umständen zu den kostenintensivsten Produkten innerhalb der eigenen Routine machen kann.

MYTHEN-CHECK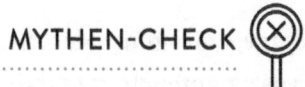

„Teuer ist immer besser!"

Vom Preis auf die Qualität eines Produkts zu schließen, ist nicht immer die beste Idee, da man als Kundschaft keinen Einblick in die Kalkulation einer Marke hat. Viele Unternehmen können ihre Waren günstiger anbieten, weil sie beim Produzenten riesige Menge abnehmen und so auf bestimmte Rabatte zurückgreifen können. Auch die Verpackung spielt hier eine Rolle, ob auf bereits vorgefertigte Rezepturen (White Labeling) zurückgegriffen wurde, ein zeitintensives Testen von Produktmustern stattgefunden hat oder sogar Geld in Forschung geflossen ist. Es ist zwar durchaus so, dass Rohstoffe qualitative und somit preisliche Unterschiede aufweisen können (vor allem bei Pflanzenextrakten ist das oft der Fall), aber ob es sich im Endeffekt tatsächlich lohnt, über 200 Euro für 30 Milliliter Gesichtspflege auszugeben, wage ich stark zu bezweifeln.

SONNENCREME FÜRS GESICHT

Eine passende Sonnencreme fürs Gesicht ausfindig zu machen, gleicht für viele einer Lebensaufgabe. Da es hier extrem auf die Auftragsmenge ankommt, muss sie einen angenehmen Tragekomfort aufweisen und mit weiteren Produkten gut klarkommen, ohne sich abzurollen. Das sogenannte Pilling beziehungsweise Abrollen bedeutet, dass Cremes, Seren & Co. beim Auftrag vom Gesicht krümeln. Meistens liegt es daran, dass bestimmte Inhaltsstoffe (Filmbildner, Konsistenzgeber) dazu beitragen oder Produkte sich innerhalb einer Routine einfach nicht miteinander vertragen. Dem kann man entgegenwirken, indem man die Haut vorher mit einem Gesichtswasser anfeuchtet und die Gesichtspflege in mehreren dünnen Schichten aufträgt.

 ## MYTHEN-CHECK

„Sonnencreme für den Körper darf man nicht im Gesicht verwenden."
Da unser Gesicht Teil des Körpers ist, kann man selbstverständlich auch Sonnencreme für den Körper in jener Region nutzen, wenn man gut damit klarkommt. Es ist alles eine Frage des persönlichen Wohlbefindens. Außerdem werden Sonnenschutzmittel mit identischer Formulierung gern für unterschiedliche Zwecke vermarktet, das heißt von der Produktbezeichnung sollte man sich nicht allzu stark verunsichern lassen.

Des Weiteren stellt sich beim Kauf die Frage: Sonnencreme oder -fluid? Ein Fluid soll im Gegensatz zu einer Creme theoretisch eine leichtere, flüssige Textur aufweisen und wird von Menschen mit öliger Haut oft als angenehmer empfunden. In der Praxis schaut's manchmal anders aus – hier spreche ich aus Erfahrung. Ich habe innerhalb der letzten zehn Jahre unzählige Sonnencremes fürs Gesicht getestet und kann keine pauschale Empfehlung in Bezug auf eine bestimmte Produktbezeichnung aussprechen. Wem Tragekomfort wichtig ist und wer gern etwas mehr dafür ausgeben möchte, kann sich auch im koreanischen Produktbereich umschauen.

LIPPENPFLEGE

Wir küssen mit ihnen, benötigen sie zur Nahrungsaufnahme, malen sie rot an und können unsere Freude mit einem Lächeln ausdrücken. Die Lippen sind vielseitig und doch wird kaum über sie gesprochen.

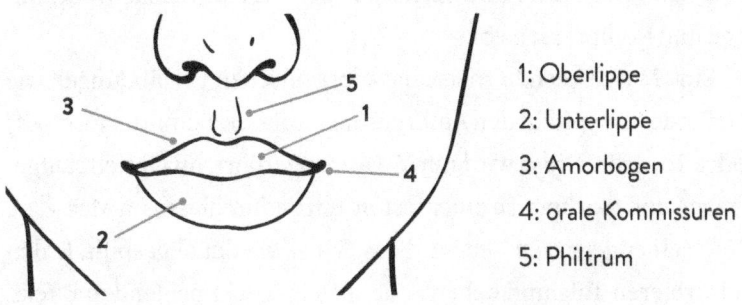

1: Oberlippe

2: Unterlippe

3: Amorbogen

4: orale Kommissuren

5: Philtrum

Die Haut unserer Lippen ist mit vier bis fünf Zellschichten relativ dünn. Bei gering pigmentierter Haut weisen die Lippen keine Melanozyten auf, weshalb die Blutgefäße stärker durchscheinen und den Lippen so ihr rötliches Aussehen verleihen. Auch weil das Lippenrot keine Talg- und Schweißdrüsen besitzt, sind sie oftmals so pflegebedürftig und neigen zur Trockenheit. Hier sind Lippenpflegestifte empfehlenswert, die möglichst auf ätherische Öle und deklarationspflichtige Duftstoffe verzichten, um die empfindliche Lippenpartie möglichst nicht zu reizen. Auch wichtig: ein Lipbalm mit integriertem UV-Schutz. Die Lippen werden nämlich leider viel zu oft vergessen, wenn es um UV-Strahlung geht. Sonnenbrand ist bei der sehr anfälligen Lippenhaut besonders unangenehm.

Wer zu rauen und spröden Lippen neigt, kann zudem auf ein Pflegeprodukt mit Ceramiden setzen. Diese hauteigenen Bestandteile können dem Problem der Trockenheit entgegenwirken.

EXTRAS: MASKEN, PEELINGS & CO.

MASKEN – CREMIG, FEST ODER LIEBER ALS TUCH?

Nicht jede Maske in der Drogerie ist genau genommen auch tatsächlich eine. Grundsätzlich finden wir in den Regalen Masken, Packungen und Kompressen vor.

Eine Maske besteht meist aus anorganischen Verbindungen wie Heilerde (entspricht den Anforderungen des Arzneimittelgesetzes) oder Tonerde. Diese wird mit Wasser angerührt, im Gesicht aufgetragen und trocknet zu einer festen, luftundurchlässigen Masse an. Nach einer gewissen Zeit wird das Ganze wieder abgespült. Erden adsorbieren Talg und haben zudem einen leicht peelenden Effekt. Dadurch sind sie besonders für Menschen mit öliger Haut geeignet.

 MYTHEN-CHECK

„Masken aus Natron sind super für die Haut!"

Immer wieder kursieren im Internet DIY-Rezepte für sogenannte Sodamasken, die vor allem bei unreiner Haut empfohlen werden. Backsoda, Natron oder Lebensmittelsoda ist ein Salz und ist uns unter der Bezeichnung Natriumhaydrogencarbonat ($NaHCO_3$) aus dem Chemieunterricht bekannt – nicht zu verwechseln mit Natriumcarbonat (Na_2CO_3), auch Soda genannt.

Natriumhaydrogencarbonat findet beim Backen Verwendung, da es oberhalb von 50 °C Kohlenstoffdioxid freisetzt und so den Teig schön fluffig werden lässt. Zudem ist es ein beliebter Zusatz in Badebomben, die uns in Kombination mit Zitronensäure ein wunderbar sprudelndes Erlebnis im Badewasser bescheren – hier auch durch die Freisetzung von Kohlenstoffdioxid und unter Schaumbildung. Innerlich nutzt man Natriumhydrogencarbonat auch als Antazidum zum Neutralisieren überschüssiger Magensäure, hier ist es unter anderem Bestandteil von Bullrich-Salz.

Laut DIY-Rezept soll man das Natron mit wenig Wasser vermengen, um eine kompakte Masse zu erhalten, die sich problemlos im Gesicht verteilen lässt. Nun ist es jedoch so, dass ebenjene Mischung einen pH-Wert zwischen 9 und 10 aufweist. Das bringt keine Vorteile für unsere Haut mit sich, sondern kann sie sogar unnötig reizen – vor allem weil die Maske lange auf dem Gesicht verweilt. Aus wissenschaftlicher Sicht gibt es zudem keine Hinweise darauf, dass Natriumhydrogencarbonat auf Dauer einen positiven Effekt auf unsere Haut hat.

Packungen sind fertige Zubereitungen, die nach dem Auftrag cremig bleiben und in die Haut einziehen. Reste werden mit einem Kosmetiktuch entfernt, abgewaschen oder einfach einmassiert. W/O-Zubereitungen (höherer Ölanteil) führen der Haut mehr Fett zu und O/W-Zubereitungen (höherer Wasseranteil) mehr Feuchtigkeit.

Kompressen sind Tücher, die in eine Flüssigkeit getaucht wurden. Diese Flüssigkeit kann auch mit Actives versetzt sein. Sie verbleiben für bis zu 15 Minuten auf der Haut, werden abgenommen und Produktrückstände eingearbeitet. Bevorzugte Lösungsmittel sind Wasser, Propylenglykol und Butylenglykol. Durch die Verdunstungskälte verleihen sie ein recht frisches Hautgefühl, außerdem wird die Hornschicht aufgeweicht, wodurch die enthaltenen Actives besser in die Haut eindringen können. Wir kennen jene Produkte als Tuchmasken.

PEELINGS – MECHANISCH, CHEMISCH ODER BIOLOGISCH?

Mechanische Peelings entfernen abgestorbene Hornzellen mittels Reibung. Sie enthalten abrasive und/oder adsorptive Partikel.

MYTHEN-CHECK

„Je gröber das Peeling, desto besser!"

Das mag vielleicht auf stark verhornte Fußsohlen zutreffen, jedoch nicht auf unsere Haut im Gesicht. Leider wird immer wieder vergessen, dass unsere Haut sich von Areal zu Areal unterscheidet. Salzkristalle sind relativ scharfkantig und können die Haut im Gesicht verletzen. Vor allem wenn man zu Entzündungen oder Rötungen neigt, sollte man von solchen Peelings lieber Abstand nehmen.

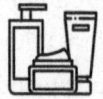 ### INCI-CHECK

Abrasive Peelingpartikel

Rizipearls (INCI: Hydrogenated Castor Oil), Tonerde (INCI: Kaolin), Mandelkleie (INCI: Prunus dulcis), Meersalz (INCI: Maris sal)

Chemische Peelings sorgen dafür, dass die Bindung zwischen den abgestorbenen Hornzellen verringert wird und diese so schneller abgestoßen werden – das lässt die Haut geschmeidiger und weniger rau aussehen. Sie enthalten Säuren, die auch noch zusätzliche Vorteile für die Haut mitbringen, zum Beispiel Glykolsäure (regt die Kollagensynthese an, bindet Feuchtigkeit, ist hilfreich bei Pigmentflecken).

GUT ZU WISSEN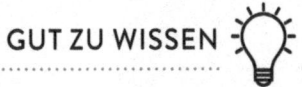

Um ihre Wirkung vollends entfalten zu können, benötigen die meisten auf Säuren basierten Peelings einen pH-Wert zwischen 3 und 4. Produkte, die man im stationären Handel erwerben kann, weisen je nach Säure oftmals Konzentrationen von zwei bis zehn Prozent auf.

 INCI-CHECK

Vorteilhafte Säuren

Säure	INCI	Eigenschaften	geeignet für
Glykolsäure	Glycolic Acid	feuchtigkeitsbindend, stimuliert Kollagensynthese, ausgleichend	sonnengeschädigte Haut, feuchtigkeitsarme Haut
Milchsäure	Lactic Acid	hauteigener Bestandteil, feuchtigkeitsbindend, barrierestärkend	feuchtigkeitsarme Haut, empfindliche Haut
Mandelsäure	Mandelic Acid	entzündungshemmend	unreine Haut, empfindliche Haut
Salicylsäure	Salicylic Acid	entzündungshemmend, talgregulierend	unreine Haut, ölige Haut
Lactobionsäure	Lactobionic Acid	antioxidativ, feuchtigkeitsbindend	feuchtigkeitsarme Haut, empfindliche Haut

MYTHEN-CHECK ⊗

„Zitronensaft ist super für die Haut!"

Zitronensaft wird gern in vielen DIYs empfohlen, wovon ich jedoch abraten würde. Zunächst ist der Saft mit einem pH-Wert von 2 äußerst sauer und in der Schale finden sich zusätzlich Cumarine, die phototoxisch sind. Wenn du beim Anrühren unvorsichtig bist, könntest du Bekanntschaft mit schweren Verbrennungen und Pigmentflecken machen, falls du deine Haut nach solch einer Behandlung der UV-Strahlung aussetzt. Mal davon abgesehen, dass Zitronensaft auch sonst keine wirklichen Vorteile für die Haut mitbringt.

Biologische Peelings werden aufgrund ihrer intensiven Vermarktung immer beliebter. Wir kennen sie unter der Bezeichnung „Enzympeelings". Sie enthalten in der Regel Enzyme wie Papain (INCI: Papain), das natürlicherweise in der Schale sowie den Kernen der Papayafrucht vorkommt. Auch Ananasextrakt kommt gern zum Einsatz. In der Theorie sollen diese Enzyme Proteine spalten und so für weiche Haut sorgen. Beweise auf Grundlage repräsentativer Studien sind jedoch rar gesät. Im Zusammenhang mit Papain wird des Öfteren darauf hingewiesen, dass das Risiko für Irritationen dessen Nutzen überwiegen soll.

Achtung! Peele nicht zu oft! Das kann die Haut unnötig strapazieren. Vor allem Menschen mit empfindlicher oder Problemhaut sollten vorsichtig sein. Bei abrasiven Peelings lieber auf sanfte Partikel wie zum Beispiel Tonerde oder Rizipearls (INCI: Hydrogenated Castor Oil) setzen. Bei Säuren sollte man keinesfalls mit zu hohen Konzentrationen anfangen, denn mittlerweile sind Produkte mit über 20 Prozent Glykolsäure im Handel erhältlich. Das kann der Haut ziemlich zusetzen, vor allem wenn sie sowieso schon gereizt und trocken ist. Auch bei niedriger konzentrierten Peelings ist es empfehlenswert, die angegebenen Hinweise auf der Verpackung zu beachten.

Und noch mal zur Erinnerung: Sonnenschutz sollte keinesfalls vernachlässigt werden – ganz unabhängig von der Art des Peelings, da alle Formen die Hornschicht dünner machen können.

AMPULLEN UND KAPSELN

Bei Ampullen bzw. Kapseln handelt es sich um einzeln verpackte Produkte, die in Kleinstmengen angeboten werden, aber auf 100 Milliliter hochgerechnet oftmals relativ kostenintensiv sind. Es wird zwar immer wieder mit hohen Wirkstoffkonzentrationen geworben, jedoch nur in seltenen Fällen die genaue Konzentration transparent angegeben. Was die Textur betrifft, bewegt sich der Inhalt von Ampullen meistens in Richtung eines Serums. Für unterwegs mögen sie ganz praktisch sein, produzieren jedoch viel Müll. Hier lohnt es sich, lieber auf ein gut formuliertes Serum mit mehr Inhalt zu setzen und solche Ampullen eher als Wellnessprodukt zu betrachten.

EINE BASISROUTINE AUFBAUEN

Je nachdem was genau du für dich und deine Haut erreichen möchtest, bieten sich unterschiedliche Produkte sowie Actives an. Grundsätzlich kann man eine Hautpflegeroutine jedoch in drei wichtige Kernbereiche einteilen: Reinigung, Pflege und Schutz.

Reinigung

Egal ob morgens oder abends: Deine Reinigung sollte möglichst sanft zur Haut sein. Benutze nicht zu viel Produkt (eine erbsengroße Menge reicht oftmals schon), probiere dich aus und achte darauf, wie deine Haut reagiert.

Pflege

Wir wollen der Haut Fett sowie Feuchtigkeit zuführen, um sie geschmeidig zu halten. Support your skin! Dabei ist unwichtig, wie viele Schritte ihr in diesem Bereich für sinnvoll erachtet – Hauptsache das Wohlbefinden stimmt. Aber zur Orientierung ist die Anwendung von dünner zu dicker Textur relativ sinnvoll.

Schutz

Hier dreht sich alles um Sonnencreme. Denn im kosmetischen Bereich ist ein guter UV-Schutz einfach der beste Weg, sie zu unterstützen und vor Schäden durch äußere Einflüsse zu bewahren.

Eine einfache Hautpflegeroutine könnte so aussehen:
1. Reinigung (abends und/oder morgens)
2. Sonnencreme (morgens)

Eine ausführliche Hautpflegeroutine wäre zum Beispiel:
3. Reinigung (morgens und/oder abends)
4. Gesichtswasser (morgens und abends)
5. Serum (morgens und abends)
6. Moisturizer (morgens und abends)
7. Sonnencreme (morgens)

Die 10-Schritte-Methode wird der koreanischen Gesichtspflege zugeschrieben, jedoch zu Marketingzwecken oft aufgebauscht:

1. Reinigung mit ölhaltigem Produkt (abends und/oder morgens)
2. Reinigung mit Waschgel oder Reinigungsschaum (abends und/oder morgens)
3. Peeling (zweimal in der Woche)
4. Gesichtswasser (morgens und abends)
5. Essence (morgens und abends)
6. Serum (morgens und abends)
7. Tuchmaske (morgens und abends)
8. Augencreme (morgens und abends)
9. Moisturizer (morgens und abends)
10. Sonnencreme (morgens)

DOUBLE CLEANSING – IST DAS SINNVOLL?

Bei der Routine mit koreanischen Produkten wird zweimal gereinigt, was sich auch „Double Cleansing" nennt. Das ist kein Muss und sollte auch definitiv nicht als solches betrachtet werden. Für manche Menschen ist eine doppelte Reinigung einfach nicht notwendig, denn wie wir wissen strapaziert der Reinigungsschritt unsere Haut besonders. Deshalb ist das Double Cleansing für empfindliche Haut oder beispielsweise bei Rosacea nicht unbedingt geeignet.

Wie man sieht, sind den persönlichen Vorlieben keinerlei Grenzen gesetzt. Es existieren auch keine fest vorgeschriebenen Abläufe innerhalb des „Pflege"-Bereichs. Hier kann man herumprobieren und schauen, was gut funktioniert, womit man am besten klarkommt und ob es zu den persönlichen Bedürfnissen passt.

MYTHEN-CHECK

„Zu viele Produkte sind schlecht für die Haut!"

Das ist eine Verallgemeinerung, die mir in hitzigen Diskussionen immer wieder begegnet und bei näherem Nachfragen selten mit Fakten begründet werden kann. Grundsätzlich hängt vieles nicht nur von individuellen Faktoren ab (Hautzustand, Ansprüche, Bedürfnisse usw.), sondern auch von der Formulierung der Produkte und der Kombination dieser innerhalb der eigenen Routine. Was bedeutet „viel" überhaupt? Manche verwenden morgens gar nichts, andere wiederum eine Creme und Menschen, die sich leidenschaftlich für Hautpflege interessieren, benutzen vielleicht vier Produkte. Das ist, als würde man ohne jeglichen Kontext jemandem sagen wollen: „Hey, wenn du zu viel unterschiedliches Gemüse isst, ist das schlecht für dich!" Man kann aber seine Haut auch nur mit einem einzigen Produkt reizen, wenn die Gegebenheiten stimmen. Es ist vollkommen legitim, sich gar nicht für Hautpflege zu interessieren, aber anderen auf Grundlage einer subjektiven Wahrnehmung von „zu viel" die Freude daran madig zu machen, ist wenig hilfreich.

EINKAUFSLISTE FÜR DIE DROGERIE

Kategorie	Produktbeispiele
Reinigung	» Balea Reinigungsöl
	» Isana Reinigungsöl
	» Balea Med Ultra Sensitive Reinigungsschaum
	» Balea Med Ultra Sensitive Reinigungsmilch
	» Balea Med Ultra Sensitive Waschgel
	» Babydream extra sensitiver Waschschaum
	» freiöl Baby Waschlotion
Gesichtswasser	» Balea Med Gesichtswasser
	» Q+A Niacinamide Gesichtswasser mit 5 % Niacinamid
Serum	» Isana Age Performance Intensiv Serum
	» Balea Med Ultra Sensitive Intensivserum
	» Balea Niacinamide Serum mit 10 % Niacinamid (nichts für Einsteiger*innen!)
	» Beauty Glam Hyaluron Serum
	» Catrice sensitive Moisturizing Serum Milk
	» Q+A Zinc PCA Serum
Feuchtigkeitscreme	» Balea Med Ultra Sensitive Intensivcreme mit 7 % Urea
	» Balea Med Ultra Sensitive Nachtcreme
	» Balea Med Ultra Sensitive Tagescreme
	» Babylove Aloe Vera Gesichtscreme
	» Isana Urea Akutserum mit 5 % Urea
Sonstiges	» Catrice Youth Repairing Sleep Oil mit 0,2 % Retinol

Kategorie	Produktbeispiele
Augencreme	» Alverde naturschön Oliven Augencreme
	» Alverde naturschön Granatapfel Augencreme
	» Balea Urea Augencreme mit 5 % Urea
	» Balea Aqua Augenroller
Lippenpflege	» Sundance Lippenpflegestift sensitiv SPF 50
	» Sunozon sensitiv Lippenflegestift SPF 50+
	» Isana Med Lippenpflege
Peeling	» Isana Glykolsäure Peeling Konzentrat
	» Balea Niacinamide AHA Peeling mit Glykolsäure und Mandelsäure
	» Beauty Glam Clear Skin Serum mit 2 % Salicylsäure
	» Revolution 5 % Lactic Acid Peeling mit 5 % Milchsäure
Sonnen-creme	» Sundance sensitiv Sonnenfluid SPF 50+ (weißelt!)
	» das boep sensitiv Sonnencreme SPF 30 (weißelt!)
	» Sunozon Med Sonnenfluid SPF 50

EINKAUFSLISTE AUSSERHALB DER DROGERIE

Kategorie	Produktbeispiele
Gesichtswasser	» Incipedia Gesichtswasser mit 4 % Niacinamid, 2 % Ectoin und 2 % Panthenol
	» Purito Centella Unscented Toner mit Tigergras
	» Isntree Hyaluronic Acid Toner Plus mit verschiedenen Formen des Hyalurons
Reinigung	» Incipedia Reinigungsgelee
	» Daytox Cleansing Oil
	» Purito From Green Deep Cleansing Foam

Kategorie	Produktbeispiele
Serum	» Iunik Beta-Glucan Moisture Serum
	» Purito Galacto Niacin Power Essence mit 5 % Niacinamid
	» Purito Centella Unscented Serum mit Tigergras
	» Facetheory Exaglow Serum mit 5 % Tranexamsäure
	» by Wishtrend Pure Vitamin C mit 15 % Ascorbinsäure und Ferulasäure
Feuchtigkeits-creme	» Incipedia Vitamin C Creme mit 10 % Ascorbyl-tetraisopalmitat, 5 % Niacinamid und Ceramid NP
	» Iunik Beta-Glucan Moisturizer
	» Pyunkang Yul Moisture Cream
Peeling	» Isntree 8 % AHA Essence mit 4 % Glykolsäure und 4 % Milchsäure
	» Paula's Choice 2 % BHA Liquid mit 2 % Salicylsäure
Lippenpflege	» freiöl Lippenbalsam mit Ceramiden
	» lipfein Pflegestift
	» Beautybay Lip SOS Mask
	» Ponyhütchen Lippenpflegestift
Sonnencreme	» Isntree Hyaluronic Acid Watery Sungel SPF 50+
	» Purito Daily Go-To Sunscreen SPF 50+
	» Suntic I'm Pure Perfect Cica SPF 50+ (weißelt!)
Sonstiges	» Incipedia Bakuchiol Booster mit 1 % Bakuchiol und 1 % Q10

FALTEN EINFACH WEGROLLERN –
Was können Skincare Tools?

Selbstverständlich finden sich auf dem Markt allerlei Skincare Tools, denen alle möglichen Effekte angedichtet werden. Die große Auswahl macht es nicht gerade einfach, deren Sinnhaftigkeit zu überblicken.

REINIGUNGSBÜRSTEN

Reinigungsbürsten kennt man aus der Drogerie. Oftmals sind die Borsten jedoch viel zu hart für unsere Gesichtshaut. Das Reiben kann zwar peelend wirken, aber auch gleichzeitig die Haut strapazieren. Außerdem sind sie meistens ziemlich unhygienisch und müssen regelmäßig gereinigt sowie desinfiziert werden.

GU SHA STEINE

Die flachen, meist aus Rosenquarz bestehenden Steine sollen die abenteuerlichsten Effekte auf unsere Haut haben. Von Entgiftung bis hin zu weniger Falten ist alles dabei. Wissenschaftliche Beweise für diese Behauptungen fehlen jedoch gänzlich.

Eine Gua Sha Massage kann zwar die Blutzirkulation anregen und so eventuell bei Muskelverspannungen helfen, aber im Hinblick auf die Gesichtshaut ist das durchaus eine schwierige Sache. Das starke Ziehen und Herumdrücken auf der Haut kann dazu beitragen, dass kleinste Blutgefäße verletzt werden. Deshalb sollten Personen mit empfindlicher Haut oder gar Hautproblemen von dieser Prozedur Abstand nehmen. Wer solch eine Massage als entspannend empfindet, kann natürlich damit weitermachen, aber zu viel sollte man sich davon nicht versprechen.

JADEROLLER

Auch bei den Jaderollern wird ein Mineral zu einem Roller verarbeitet. So bügelt man sich im Nu Falten weg, wenn man manchen Marken glauben sollte. Auch hier gibt es keine Beweise für den beworbenen Effekt, jedoch kann der Roller durchaus sanfter zur Haut sein als eine Gua Sha Massage, weil der Druck meistens weniger intensiv ausfällt.

EISROLLER

Im Gegensatz zum Jaderoller befindet sich ein Metallkopf auf dem beweglichen Teil dieses Tools. Es wird empfohlen, den Eisroller in die Gefriertruhe zu legen und damit über die Haut zu rollen, um einen kühlenden sowie abschwellenden Effekt zu erzielen.

Metall ist in der Tat ein guter Wärmeleiter und „nimmt" unsere körpereigene Wärme bei Hautkontakt auf – dadurch entsteht ein gewisser Kühleffekt, der sich für viele nach „Wellness" anfühlt. Jedoch kann es bei Lagerung im Eisfach zu Hautschäden kommen. Diese äußern sich durch blaurote Verfärbungen, nadelstichartige Schmerzen und Taubheitsgefühl. Deshalb geben auch viele Anbieter an, dass sie bei Verletzungen keine Haftung übernehmen.

DERMAROLLER

Hier handelt es sich auch um Roller, in die jedoch kleinste Nadeln eingearbeitet wurden. Das heißt, hier soll eine bewusste Verletzung der Haut erfolgen, damit bspw. Hautpflege besser eindringen kann und Narben schneller abklingen. Dieser Prozess wird auch Microneedeling genannt und kann tatsächlich dabei helfen, bestimmte Narben zu behandeln, jedoch sehe ich den Heimgebrauch aufgrund der potenziellen Verletzungsgefahr und Verkeimung als fragwürdig an. Wer Interesse an Microneedling hat, sollte sich lieber in einem seriösen kosmetischen Institut beraten lassen oder eine dermatologische Praxis aufsuchen.

FACIAL CUPS

Beim Facial Cupping, zu Deutsch „Schröpfen", wird mittels kleiner Gadgets ein Unterdruck auf der Gesichtshaut erzeugt. Das Schröpfen soll laut manchen Anbietern der Entstehung von Falten vorbeugen und diese sogar mindern. Belege oder aussagekräftige Studien fehlen jedoch bisher, weshalb man auch von diesem Tool nicht allzu viel erwarten sollte. Bei empfindlicher Haut und Hautproblemen ist Obacht geboten! Hier kann es zu Blutergüssen und Hautreizungen kommen.

MEHR ____, BITTE!
Actives mit Effekt

MEHR FEUCHTIGKEIT, BITTE!

Wenn es bei dir ausschließlich um die Feuchtigkeitsversorgung geht, dann solltest du auf Produkte mit Feuchthaltemitteln beziehungsweise Humectants setzen. Dabei handelt es sich um Stoffe, die Wasser anziehen und halten können – wie eine Art Schwamm. Damit tragen sie zu einer besseren Feuchtigkeitsversorgung der Haut (vor allem der Hornschicht) bei.

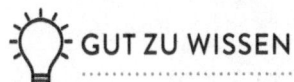 GUT ZU WISSEN

Unsere Haut verliert permanent Feuchtigkeit. Diesen Verlust nennt man „transepidermalen Wasserverlust", kurz TEWL. Das besagte Wasser wird durch die Epidermis mittels Diffusion und Verdunstung aus dem Körper an unsere Umwelt abgegeben. Hierzu muss man wissen, dass dieser Prozess vollkommen normal ist, zum Beispiel auch Schwitzen. Beim Schwitzen verlieren wir jedoch deutlich mehr Flüssigkeit (zwei bis vier Liter pro Stunde), beim TEWL beläuft sich das Ganze auf 300 bis 400 Milliliter pro Tag, abhängig von inneren und äußeren Faktoren (Umwelt, körperliche Aktivität usw.) Ist der besagte TEWL erhöht, lässt sich daran etwas über unseren Hautzustand ablesen. Menschen mit atopischer Dermatitis (Neurodermitis) weisen beispielsweise einen höheren Wasserverlust im Vergleich zu Personen mit gesunder Haut auf. Auch die Hautdurchfeuchtung ist deutlich besser, wenn keine Erkrankungen vorliegen. Erreicht die Hautdurchfeuchtung ein niedriges Niveau (Wasserkapazität unter zehn Prozent), dann führt das zu einer trockenen, schuppigen, rissigen und weniger geschmeidigen Haut.

ZUSAMMENSETZUNG DER NATÜRLICHEN FEUCHTHALTEFAKTOREN

Die Hornschicht, also der sichtbare Teil unserer Haut, enthält selbst natürliche Feuchthaltefaktoren, kurz NMF (natural moisturizing factors), die für eine pralle Haut sorgen. Hierzu zählen freie Aminosäuren, Urocaninsäure, Pyrrolidoncarbonsäure, organische Säuren, Zucker, Peptide und Harnstoff.[7]

NMF	%
Freie Aminosäuren und Urocaninsäure	40,0
Pyrrolidoncarbonsäure	12,0
Laktat	12,0
Zucker, organische Säuren, Peptide und andere Stoffe	8,5
Urea	7,0
Chlorid	6,0
Natrium	5,0

NMF	%
Kalium	4,0
Ammonium, Harnsäure, Glucosamin, Keratin	1,5
Calcium	1,5
Magnesium	1,5
Phosphat	0,5
Citrat	0,5

WIE IST DAS EIGENTLICH IM WINTER?

Im Winter ist die absolute Luftfeuchtigkeit der Umgebung niedriger als im Sommer. Einfacher ausgedrückt: Im Winter entzieht die Umgebung der Haut mehr Feuchtigkeit und sorgt somit für einen erhöhten transepidermalen Wasserverlust. Das wiederum kann zu einer trockenen und weniger geschmeidigen Haut führen.

Eine mögliche Lösung gegen die Negativeffekte der kalten Jahreszeit vorzugehen, wäre etwa auf Produkte mit okklusiven Inhaltsstoffen umzusteigen. Diese bilden nämlich einen wasserabweisenden Film und schützen die Haut vor Wasserverlust sowie je nach Formulierung vor Wind und Kälte. Die Nummer eins unter ihnen ist und bleibt das Petrolatum (auch Vaseline), das den Feuchtigkeitsverlust um bis zu 98 Prozent reduzieren kann. Wer aus welchen Gründen auch immer ungern auf Petrolatum setzen möchte, kann nach Produkten mit Bienenwachs, Carnaubawachs, Candelillawachs, Fettalkoholen oder Pflanzenbuttern Ausschau halten. Diese sind aber weniger effektiv.

Das Problem spröder und rissiger Haut hingegen ist nicht nur auf den erhöhten TEWL zurückzuführen, sondern auch auf den ständigen Wechsel zwischen stark beheizten Räumen und der niedrigen Außentemperatur. Das spröde Gefühl wird zusätzlich dadurch begünstigt, dass der Talg bei kalten Temperaturen weniger fließfähig ist und das Fett sich somit langsamer auf der Haut verteilt.

Abhilfe schaffen Produkte, die die Hautbarriere stärken und diese aufbauen. Hierbei sind vor allem Ceramide extrem vorteilhaft, da sie auch natürlicherweise in unserer Haut vorkommen und diese in ihrer Schutzfunktion stärken. Ansonsten eignen sich auch Actives, die regenerierende Eigenschaften aufweisen wie zum Beispiel Panthenol, Beta-Glucan oder Niacinamid.

Aber damit noch nicht genug: Auch vermehrte Schuppenbildung kann im Winter zum Problem werden.

Sobald die kalte Jahreszeit an die Tür klopft, packen wir uns am liebsten in dicke Schals ein. Für viele kann es nicht warm genug sein und es darf bloß kein Stückchen Haut hervorschauen. Das immerwährende Scheuern regt die Haut natürlich dazu an, vermehrt Schüppchen abzustoßen. Der erhöhte TEWL und eine gestörte Hautbarriere steuern zur Schuppenbildung auch noch einiges bei. Eine ultimative Lösung gibt es hierfür nicht. Versuche einfach, deine Haut so gut es geht, wenig mechanisch zu beanspruchen, gönne deiner Nase eine Pause vom ständigen Schnauben und beuge bei Bedarf mit chemischen Peelings vor. Diese befreien deine Haut sanft von abgestorbenen Hornzellen, binden Feuchtigkeit und können auch noch je nach enthaltener Säure die Kollagensynthese anregen.

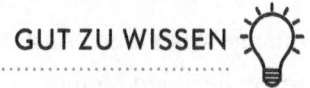

GUT ZU WISSEN

Bei winterlichen Temperaturen solltest du nicht ausschließlich auf Gesichtspflege mit hohem Wasseranteil setzen. Das kann außerhalb der Wohnung zu Erfrierungen führen und die Haut in Innenräumen aufgrund der Verdunstung spröder machen. Bei höherer Luftfeuchtigkeit mag das funktionieren, aber im Winter ist diese einfach nicht gegeben.

ACTIVES FÜR MEHR FEUCHTIGKEIT
Glycerin

Glycerin gehört wohl zu den bekanntesten Feuchthaltemitteln und leider zu den am wenigsten wertgeschätzten, trotz der Tatsache, dass es sich seit Jahren in kosmetischen Mitteln bewährt hat.

Glycerin bzw. Glycerol wurde 1779 vom deutsch-schwedischen Chemiker Carl Wilhelm Scheele entdeckt und gehört zu den besten Feuchthaltemitteln für die Haut. Es kommt den feuchtigkeitsbindenden Eigenschaften unserer natürlichen Feuchthaltefaktoren sehr nah, wobei es wissenschaftliche Hinweise gibt, dass es bei einer relativen Luftfeuchtigkeit von 92 Prozent am besten funktioniert und bei sechs Prozent keine wasseranziehende Wirkung aufweist – nur zum Vergleich: Die relative Luftfeuchtigkeit im Death Valley liegt in den Wintermonaten tagsüber bei 32 Prozent und in den Sommermonaten bei zehn Prozent.

Ein weiterer Vorteil von Glycerin: Es hat einen positiven Effekt auf die Hautbarriere. Die fettliebenden Bestandteile der Hornschicht befinden sich entweder in einem kristallinen, flüssigkristallinen oder gelkristallinen Zustand. Glycerin fördert jene flüssigkristallinen, flexiblen Membranstrukturen und das sogar bei niedriger Luftfeuchtigkeit. So können die Lipide geschmeidig bleiben, was die Barrierefunktion der Haut positiv beeinflusst.

Wer denkt, dass Glycerol nur auf der Haut rumliegt, irrt sich! Nach dem Auftrag einer glycerinhaltigen O/W-Emulsion konnte in den Tiefen der Hornschicht mehr Glycerin gefunden werden als auf deren Oberfläche. Es findet sich zwar kurz nach dem Auftrag in deutlich geringeren Mengen in tieferen Schichten als vergleichsweise Dipropylenglykol. Nach sechs Stunden ist das Dipropylenglykol jedoch weitgehend verschwunden, während Glycerin noch reichlich vorhanden ist.[8]

Die gute Verträglichkeit dieses Inhaltsstoffs sollte auch keineswegs verkannt werden. Da es bei der Spaltung hauteigener Lipide freigesetzt wird, ist es ein alter Bekannter für unsere Haut.

Und noch ein Fun Fact: Glycerin kann auch für den Allerwertesten von Vorteil sein. Denn Glycerol wird nicht nur in Kosmetika verwendet, sondern kann sich auch als Abführmittel behaupten.

Die verwendete Einsatzkonzentration von Glycerin in kosmetischen Mitteln beträgt zwischen einem bis zehn Prozent.

Harnstoff

Harnstoff (INCI: Urea) ist ein natürlicher Feuchthaltefaktor der Haut und wird nicht – wie so oft angenommen – aus Urin hergestellt, sondern synthetisch produziert. Eine schnelle Hautdurchfeuchtung erfolgt in einer Emulsion mit hohem Wasseranteil, nachhaltige Effekte werden durch eine Zubereitung mit hohem Ölanteil erzielt.

Ab einer Einsatzkonzentration von zwei bis fünf Prozent wirkt Harnstoff hydratisierend und ab zehn Prozent juckreizstillend. In noch höheren Konzentrationen (ab circa 40 Prozent) hat Urea sogar einen keratolytischen Effekt und löst somit abgestorbene Hornzellen auf. Als besonders effektiv gilt übrigens eine Kombination aus Glycerin und Urea. Jedoch ist bei wunder Haut Vorsicht geboten, da Harnstoff in höheren Konzentrationen brennen kann.

Hyaluron

Egal ob Hyaluronsäure (INCI: Hyaluronic Acid) oder ihr Salz Natriumhyaluronat (INCI: Sodium Hyaluronate): Viele Menschen schwören darauf. Als feuchtigkeitsbindender Inhaltsstoff ist Hyaluron großartig und hat je nach Art unterschiedliche Eigenschaften. Es existieren Formen mit kleineren Teilchen wie zum Beispiel hydrolysiertes Hyaluron, das besser in die Hornschicht eindringen kann. Während Hyaluron mit größeren Teilchen wie die Hyaluronsäure eher einen Film auf der Haut bildet.

In Hautpflege kann Hyaluron wie gesagt in verschiedenen Formen auftreten, hier ein paar Beispiele:

Hyaluronsäure (INCI: Hyaluronic Acid)
» kommt natürlicherweise im menschlichen Körper vor
» wird selten in kosmetischen Mitteln genutzt, da sie schwieriger zu verarbeiten ist
» wird im Vergleich zu den anderen Formen schlechter von der Haut aufgenommen

Natriumhyaluronat (INCI: Sodium Hyaluronat)

» ist das Salz der Hyaluronsäure und findet sich am häufigsten in kosmetischen Mitteln

» weist eher große Teilchen auf (hochmolekular) und ist hauptsächlich filmbildend, liegt also auf der Haut auf

Hydrolysierte Hyaluronsäure (INCI: Hydrolyzed Hyaluronic Acid)

» hat kleinere Teilchen im Vergleich zum Natriumhyaluronat (niedrigmolekular)

» dringt dadurch tiefer in die Hornschicht ein

Hydrolysiertes Natriumhyaluronat (INCI: Hydrolyzed Sodium Hyaluronate)

» gehört zum oligo (lt. klein, gering)-Hyaluron und weist die kleinste Teilchengröße auf

» dringt besonders tief in die Haut ein und vermag sie kurzzeitig „aufzupolstern"

» ist sehr kostenintensiv

Nichtsdestotrotz sind es diese Formen von Hyaluron eben Humectants – nicht mehr, nicht weniger. Zu viel sollte man von Hyaluron in Hautpflege nicht erwarten. Aufgrund der hohen Kosten für jene Rohstoffgruppe, belaufen sich gängige Einsatzkonzentrationen auf 0,1 bis 2 Prozent.

Natriumlaktat

Da Natriumlaktat (INCI: Sodium Lactate) zu den natürlichen Feuchthaltefaktoren der Haut zählt, weist es eine gute Verträglichkeit sowie eine feuchtigkeitsbindende Wirkung auf. Es wird meistens als 60-prozentige Lösung angeboten und in Konzentrationen zwischen 0,5 bis 4 Prozent verwendet.

Vergleich der feuchtigkeitsbindenden Eigenschaften diverser Feuchthaltemittel bei 58 bis 60 Prozent Luftfeuchtigkeit[9]:

Humectant	%
Glycerin	35 – 38
Natriumlaktat	66
Natrium PCA	61 – 63
PCA (Pyrrolidoncarbonsäure)	< 1
Propylenglykol	32
Sorbitol	10

EINE STÄRKERE HAUTBARRIERE, BITTE!
Die Barriereschutzfunktion unserer Haut spielt eine wichtige Rolle, wir wollen ja vor Eindringlingen oder Reizen geschützt sein.

Leider kann es passieren, dass unsere Hornschicht ihrer Funktion als Barriere nicht mehr richtig nachgehen kann, zum Beispiel aufgrund von Umwelteinflüssen. Hier kann man die Haut mithilfe barrierestärkender Inhaltsstoffe unterstützen.

ACTIVES, DIE UNSERE HAUTBARRIERE STÄRKEN
Ceramide
Ceramide (INCI: Ceramide NP, Ceramide EOP, Ceramide AP, Ceramide AS, Ceramide NS) finden sich in den Zwischenräumen der Zellen unserer Hornschicht und können sozusagen als Mörtel

angesehen werden. Sie halten die Zellen wie eine Mauer zusammen. Ebenjener Zusammenhalt trägt positiv zur Barriereschutzfunktion bei. Deshalb werden sie auch kosmetischen Mitteln beigefügt. Hier reichen bereits geringe Konzentrationen, um einen positiven Effekt zu erzielen. Leider gehören Ceramide mitunter zu den teuersten Rohstoffen und sind nicht so einfach zu verarbeiten. Die gängige Einsatzkonzentration beträgt zwischen 0,01 und 0,5 Prozent.

Milchsäure

Diese organische Säure (INCI: Lactic Acid) ist ein natürlicher Bestandteil unserer Haut und dazu in der Lage, die Synthese von hauteigenen Ceramiden anzukurbeln. Ganz nebenbei hat Milchsäure auch feuchtigkeitsbindende Eigenschaften und gehört somit gleichzeitig zu den Humectants. In höheren Konzentrationen (ab fünf Prozent) findet sie sich in Peelings.

WENIGER PICKEL, BITTE!

Die Entstehung von Pickeln, Mitessern & Co. ist hauptsächlich hormonell bedingt und lässt sich nicht immer mit passender Gesichtspflege beeinflussen. Es existieren jedoch einige Inhaltsstoffe, die vorbeugend wirken bzw. dabei helfen, Pickel schneller abheilen zu lassen.

Aber zunächst zur Entstehung von Mitessern und Pickeln: In deiner Haut befinden sich Talgdrüsen, die ein öliges Sekret produzieren und über kleine Ausgänge in der Haut abgeben. Das ist ein völlig natürlicher Vorgang. Die Kombination aus feuchtigkeitsbindenden sowie öligen hauteigenen Bestandteilen wird auch als Hydrolipidfilm bezeichnet. Dieser Film schützt, pflegt und befeuchtet unsere Haut. Jedoch kann die Talgproduktion überhandnehmen, und wenn die kleinen Ausgänge durch abgestorbene Hornzellen auch noch verstopft werden, kann der Talg nicht mehr richtig abfließen. Kommt es nur zu dieser Verstopfung, dann sprechen wir von Mitessern beziehungsweise Komedonen. Entsteht des Weiteren eine Entzündung mitsamt Rötung, Eiter und gegebenenfalls Schmerz, dann ist umgangssprachlich von einem Pickel (genau genommen handelt es sich hierbei um eine Pustel) die Rede.

 MYTHEN-CHECK

„Pickel bekommt man nur als Teenie."
Da die Entstehung von Pickeln vor allem hormonell bedingt ist, kann man im Laufe seines Lebens immer wieder damit zu tun haben. Auch die Einnahme von Verhütungsmitteln oder Medikamenten hat einen großen Einfluss darauf. Sie sind weder ansteckend noch ein Zeichen von mangelnder Hygiene.

Wichtig! Hast du chronisch mit schmerzhaften Knoten und Entzündungen zu kämpfen, suche bitte eine dermatologische Praxis auf. Dies könnte nämlich ein Anzeichen für Akne sein, die zu den entzündlichen Hautkrankheiten gehört. Hier existieren unterschiedliche Formen und Ausprägungen, die fachgerecht diagnostiziert und eventuell medizinisch behandelt werden sollten.

WAS IST EIGENTLICH AKNE?

Bei Akne (Acne vulgaris) handelt es sich um eine entzündliche, jedoch nicht ansteckende Hauterkrankung, die bis ins frühe

Erwachsenenalter reichen kann. Hierbei wird die Akne je nach Schweregrad unterteilt, der von mild bis sehr schwer reicht. Ihre Entstehung ist meist hormonell bedingt und beginnt oft während der Pubertät – hier vor allem bei männlichen Personen. Ein Großteil der Frauen ist hingegen eher von Spätakne (Acne tarda) betroffen, die unter anderem nach der Schwangerschaft, dem Absetzen der Pille oder einer geschlechtsangleichenden Maßnahme auftreten kann.

MYTHEN-CHECK

„Wenn es brennt, wirkt es!"

Dieses Gerücht begegnet mir recht häufig – vor allem wenn mir Leute ihre Hautpflegeroutinen zur Bekämpfung von Mitessern und Pickeln zeigen. Da werden Brennen, Jucken oder Stechen als positive Wirkung des verwendeten Produkts angepriesen. Das ist aber nicht der Fall. Oftmals ist das ein Zeichen von Irritation. Natürlich kann man das auch als eine gewisse Wirkung bezeichnen, aber definitiv als keine gute.

Wer eine Hautkrankheit wie Akne hat, wird zu allem Überfluss auch noch von allen möglichen Versprechen bombardiert. „Akne weg in 24 Stunden!" oder „Heilt Akne in kürzester Zeit!" sind einige wenige davon. Dabei handelt es sich bei den beworbenen Produkten meistens um kosmetische Mittel, die schon per Definition keine krankheitslindernden oder gar „heilenden" Effekte aufweisen. Solche Heilversprechen sind zudem mit dem Heilmittelwerbegesetz (HWG) absolut nicht vereinbar und eine perfide Methode, den Leidensdruck von Betroffenen auszunutzen. Die europäische Kommission stellte sogar fest, dass „Werbeaussagen über medizinische Effekte die gefährlichsten irreführenden Werbeaussagen für Verbraucher sind".[10]

Schauen wir uns an dieser Stelle einmal die genaue Definition von kosmetischen Mitteln laut Lebensmittel-, Bedarfsgegenstände- und Futtermittelgesetzbuch an:

„Kosmetische Mittel sind Stoffe oder Gemische aus Stoffen, die ausschließlich oder überwiegend dazu bestimmt sind, äußerlich am Körper des Menschen oder in seiner Mundhöhle zur Reinigung, zum Schutz, zur Erhaltung eines guten Zustandes, zur Parfümierung, zur Veränderung des Aussehens oder dazu angewendet zu werden, den Körpergeruch zu beeinflussen."[11]

Kurzum: Kosmetische Mittel sollen eine oberflächliche Veränderung herbeiführen.

Im Gegenzug lautet die Definition von Arzneimitteln laut Arzneimittelgesetz folgerndermaßen:

„Arzneimittel sind nach § 2 Arzneimittelgesetz (AMG) Stoffe oder Zubereitungen aus Stoffen, 1. die zur Anwendung im oder am menschlichen oder tierischen Körper bestimmt sind und die als Mittel mit Eigenschaften zur Heilung oder Linderung oder zur Verhütung menschlicher oder tierischer Krankheiten oder krankhafter Beschwerden bestimmt sind (= Präsentationsarzneimittel) ..."[12]

Kurzum: Arzneimittel sollen Krankheiten lindern, heilen oder davor schützen. Allein an der gesetzlichen Begriffsbestimmung sollte klar werden, dass kosmetische Mittel sich eindeutig von Arzneimitteln unterscheiden.

MENSTRUATION UND HAUT

Falls du einen Zyklus hast, hast du sicherlich schon mal währenddessen festgestellt, dass in einer bestimmten Phase irgendetwas mit der Haut passiert. Diese Beobachtungen lassen sich auch tatsächlich auf den Menstruationszyklus zurückführen, wenn man weiß, wie dieser teilweise noch sehr tabuisierte Vorgang abläuft.

Besonders wichtig sind hierbei die Hormone Östrogen und Progesteron. An Tag eins bis fünf des Zyklus (Menstruations- bzw. Blutungsphase) steigt langsam das Östrogenlevel – immerhin muss ein neues Eibläschen heranreifen. Während der Proliferationsphase (Tag 6 bis 14) erreicht das Östrogenlevel seinen Peak und fällt dann rapide ab, um den Eisprung und somit eine Befruchtung der Eizelle zu ermöglichen. Bei diesem Sprung wird der sogenannte Gelbkörper zurückgelassen, der Progesteron produziert und so für eine dickere Gebärmutterschleimhaut sorgt – einfach das perfekte Bett für eine befruchtete Eizelle! Diese Phase wird auch als Lutealphase bezeichnet und erstreckt sich von Tag 15 bis Tag 28. Findet in dieser Phase keine Befruchtung statt, wird alles mit der Blutungsphase wieder abgestoßen und der Zyklus beginnt erneut.

Einfluss der Zyklusphasen auf den Hautzustand:

Phase	Einfluss auf die Haut
Menstruationsphase (ca. Tag 1 bis 5)	trockenere Haut, verminderte Talgdrüsenaktivität
Proliferationsphase (ca. Tag 6 bis 14)	reinere, gut durchfeuchtete und pralle Haut
Lutealphase (ca. Tag 15 bis 28)	höhere Talgdrüsenaktivität, mehr Unreinheiten, tendenziell öligere Haut

Solche hormonellen Veränderungen während des Zyklus können natürlich auch einen stärkeren Einfluss auf bestimmte Hautkrankheiten haben. Deshalb lohnt es sich, ein Tagebuch zu führen und seine Beobachtungen niederzuschreiben, um ein besseres Gefühl für den eigenen Körper zu bekommen.

MASKNE – WAS IST DAS DENN JETZT?

Neben dem Zyklus gibt's seit einiger Zeit eine weitere Quelle für vermehrte Pickel und Rötungen der Haut: die Coronapandemie, während der eine Wortneuschöpfung namens Maskne das Licht der Welt erblickte.

Dieser Begriff setzt sich zusammen aus Maske und Akne. Während der Verpflichtung zum Tragen eines Mundnasenschutzes während der Coronapandemie ist vielen aufgefallen, dass die Haut sich im abgedeckten Bereich verschlechtert hatte. Die drei wichtigsten Faktoren, wenn es um Hautprobleme durch das Tragen der Maske geht, sind Feuchtigkeit, Wärme und Reibung. Es konnte in Studien festgestellt werden, dass nach sechs Stunden Tragedauer die Hauttemperatur sowie der transepidermale Wasserverlust erhöht waren. Auch Rötungen traten verstärkt auf. Sogar nach längerer Beobachtung kam man zum Ergebnis, dass die Hautelastizität zurückgegangen war, wodurch die Poren größer wirkten. Zudem wurden vermehrt Entzündungen, vor allem im Mundbereich, beobachtet.

Das längere Tragen einer Maske kann einen negativen Effekt auf die Hautbarriere haben, weshalb Menschen mit Hautkrankheiten, Allergien und empfindlicher Haut besonders mit Verschlimmerungen ihrer Situation zu kämpfen haben. Die Hornschicht quillt durch die vermehrte Feuchtigkeit auf. Speichel, Nasenschleim und Talg sammeln sich auf der Haut – ein Festmahl für Mikroorganismen! Außerdem ist es kuschelig unter der Maske, weil es aufgrund des Ausatmens darunter deutlich wärmer wird.

Hinzu kommt die Reibung, die die Hautbarriere zusätzlich schwächt. Das sorgt natürlich nicht nur für eine anfälligere Haut, sondern auch Keime können sich in diesem feuchtwarmen Milieu besonders gut vermehren – entzündliche Prozesse werden somit begünstigt.

Wer seine Maske länger als vier Stunden trägt, ist anfälliger für Hautprobleme. Deshalb wird empfohlen, die Maske alle zwei Stunden für circa 15 Minuten abzusetzen beziehungsweise zu wechseln und die Haut trocknen zu lassen. Das ist mit Sicherheit nicht immer möglich, aber versuche das einfach so gut es geht umzusetzen und wechsele die Maske nicht erst, wenn sie schon komplett durchnässt ist.

Trag' weniger Make-up! Das kann deine Situation nämlich unter Umständen verschlimmern, weil Foundation & Co. natürlich den gleichen Problemen ausgesetzt werden wie eure Haut – somit hättest du eine zusätzliche Belastung, vor allem wenn die Produkte nicht mild formuliert sind.

Reinige am Ende deines Arbeitstages immer dein Gesicht! Schweiß, Speichel, Nasensekret, Talg usw. sollten unbedingt entfernt werden. Am besten eignen sich milde Reinigungsprodukte.

Falls du Baumwollmasken verwendest, wasche sie regelmäßig! Im besten Fall bei mindestens 60 °C und möglichst mit einem Waschmittel, das keine Duftstoffe enthält. Vollwaschmittel eignet sich sehr gut, da diese Art von Waschmittel immer Bleiche enthält und somit besonders keimabtötend wirkt.

Wenn du also wieder eine Wäsche mit Laken, Handtüchern und Küchentüchern ansetzt, hau deine Baumwollmaske einfach mit rein. Wäschst du ohne Waschmittel, solltest du deine Maske bei 85 bis 90 °C reinigen. Warum keine Duftstoffe? Dadurch, dass die Hautbarriere durch das lange Tragen der Maske geschwächt und die Aufnahme von Stoffen verstärkt wird, können Duftstoffe besser in die Haut eindringen und zu allergischen Reaktionen führen. Hier spielt auch die richtige Dosierung des Waschmittels eine wichtige Rolle (Verunreinigungsgrad? Wasserhärte?). Wenn du das Waschmittel überdosierst, bleiben besonders viele Reste davon in den Fasern hängen und können die Haut reizen.

Trage eine dünne Schicht Vaseline (INCI: Petrolatum) unter deiner Maske auf, wenn du sie sehr lange tragen musst. Petrolatum minimiert die Irritation durch mechanische Reibung, ist sehr gut hautverträglich und wasserabweisend.

Und wenn wir schon mal bei Duftstoffen sind: Benetze deine Maske bitte nicht mit ätherischen Ölen! Diese sind stark reizend für die Haut und sollten nicht in direkten Kontakt mit ihr kommen. Falls deine Maske schon unangenehm riecht, solltest du sie unbedingt wechseln.

ACTIVES, DIE BEI PICKELN HILFREICH SEIN KÖNNEN
Salicylsäure
Salicylsäure (INCI: Salicylic Acid) gehört zu den sogenannten Hydroxycarbonsäuren und kommt natürlicherweise in einer Vielzahl von Pflanzen vor. Im industriellem Maßstab wird sie synthetisch produziert, da sie ein wichtiger Ausgangsrohstoff für die Herstellung von Acetylsalicylsäure ist (bekannt unter dem Markennamen Aspirin).

In Hautpflege kann sie eine entzündungshemmende sowie peelende Wirkung haben und lässt den Talg besser abfließen. In kosmetischen Mitteln wird sie in Konzentrationen zwischen einem bis drei Prozent verwendet.

GUT ZU WISSEN

Salicylsäure ist auch ein wichtiger Bestandteil von Tinkturen und Pflastern zur Behandlung von Hühneraugen. Durch den lokal ausgeübten Druck (zum Beispiel wegen falschen Schuhwerks) kommt es zu Verhornungsstörungen und ein Hühnerauge entsteht. Hier hilft die Hydroxycarbonsäure in höheren Konzentrationen dank ihres hornauflösenden (keratolytischen) Effekts, jene Verhornung zu lösen.

Niacinamid

Niacinamid beziehungsweise Nicotinamid (INCI: Niacinamide) gehört zu den wunderbarsten Inhaltsstoffen für die Haut, weil es extrem vielseitig ist. Es begegnet uns in seiner reinen Form als weißes Pulver und ist gut wasserlöslich.

Bis zu einer Konzentration von fünf Prozent ist es gut erforscht und wird von vielen Menschen wunderbar vertragen. Zwei Prozent haben bereits eine talgregulierende Wirkung, vier Prozent sorgen dafür, dass Entzündungen schneller abheilen und fünf Prozent haben einen positiven Effekt auf Hyperpigmentierung.

Alles was darüber hinaus geht, würde ich Einsteiger*innen eher nicht empfehlen, da auch hier zu hohe Konzentrationen die Haut unter Umständen reizen können.

Azelainsäure

Azelainsäure, kurz AzA, (INCI: Azelaic Acid) gehört zu den Dicarbonsäuren und findet sich natürlicherweise in Weizen, Hafer und Hirse. Sie wird auch von einer Hefe namens Malassezia furfur, die unsere Haut bewohnt, erzeugt und ist somit ein Teil der Hautflora. Keine Angst vor diesem Hefepilz! Er lebt in einer Gemeinschaft mit uns und erzeugt normalerweise keinen Schaden. Die produzierte Azelainsäure ist hierbei ein Zwischenprodukt dessen Stoffwechsels. AzA wird industriell aus Rizinusöl und Kaliumpermanganat gewonnen. Dadurch entsteht das weißliche, feste Pulver, das zu Cremes und Salben verarbeitet wird.

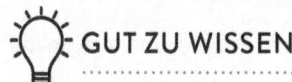 **GUT ZU WISSEN**

Die Haut bietet vielen Mikroorganismen ein gemütliches Zuhause. Egal ob Bakterien, Pilze, Viren oder Milben – jeder findet ein passendes Plätzchen. Jedoch sind nicht alle der heimlichen Bewohner harmlos, sondern können auch Ursache für viele Hautkrankheiten sein oder diese sogar begünstigen. Die Gesamtheit dieser Organismen wird auch als Hautflora bezeichnet.

Die Wirkung der Azelainsäure bei Akne beläuft sich darauf, dass sie die Verstopfung des Talgdrüsenausgangs durch abgestorbene Hornzellen und Fett normalisieren kann. Zudem hemmt sie die mikrobielle Besiedlung ohne Zeichen der Resistenzbildung von P. acnes oder Staphylokokken.

In einer Studie nutzten 1200 Patient*innen mit Akne 15-prozentiges AzA-Gel. Bereits nach 35 Tagen verbesserte sich laut Dermatolog*-innen die Haut.[13] Im Handel sind jedoch hauptsächlich Produkte mit Konzentrationen unter 15 Prozent zu finden, weil Azelainsäure hoch dosiert die Haut reizen kann.

Benzoylperoxid

Benzoylperoxid, kurz BPO (INCI: Benzoyl Peroxide), ist ein organisches Peroxid und wird in apothekenpflichtigen Arzneimitteln verarbeitet. Deshalb denke immer daran, bitte vor dem Kauf die Packungsbeilage zu lesen oder ein beratendes Gespräch mit dem*der Apotheker*in zu führen.

BPO reduziert die Keimbesiedlung durch Propionibakterien und Staphylokokken, weshalb es vor allem in der Aknetherapie angewendet wird. Jene Bakterienstämme können nämlich Sauerstoff so gar nicht leiden, dies kann man sich zunutze machen: Das Wirkprinzip von BPO beruht darauf, dass Sauerstoffradikale freigesetzt werden und so die Bakterien ihrer Lebensgrundlage berauben. Geringe Konzentrationen (zwei bis fünf Prozent) weisen eine relativ gute Verträglichkeit auf.

WENIGER HYPERPIGMENTIERUNG, BITTE!

Wenn die Haut an bestimmten Stellen zu viele Melanine anlagert, sie ungleichmäßig verteilt oder transportiert, dann vernehmen wir jene Bereiche als „fleckig". In diesem Rahmen werden noch mal bestimmte Formen der Hyperpigmentierung unterschieden, die wir uns im Folgenden einmal ansehen:

POSTINFLAMMATORISCHE HYPER-PIGMENTIERUNG (PIH)

Diese Form der Hyperpigmentierung entsteht vor allem nach entzündlichen Prozessen, die in tieferen Hautschichten Schäden an lebenden Hautzellen verursachen. Dabei werden große Mengen an hauteigenen Pigmenten (Melaninen) freigesetzt. Weiße Blutkörperchen sehen die freien Pigmente als potenzielle Feinde und „fressen" sie auf. Bei diesem Fressvorgang wird das typisch bläulich-gräuliche Erscheinungsbild der postinflammatorischen Hyperpigmentierung erzeugt. Menschen mit Akne, der Diagnose „Skin Picking Disorder" oder Allergiker*innen leiden sehr oft unter PIH. Auch beim unsachgemäßen Ausdrücken von Pickeln können solche Flecken begünstigt werden. Letzteres solltest du nicht nur aus diesem Grund also lieber bleiben lassen.

Über die Skin Picking Disorder beziehungsweise Dermatillomanie wird wiederum kaum gesprochen. Dabei handelt es sich um eine Impulskontrollstörung, die zwei bis fünf Prozent der Bevölkerung betrifft und als psychische Erkrankung anerkannt ist. Wer unter Dermatillomanie leidet, reißt oder kratzt sich die Haut auf – trotz des Wissens um die Konsequenzen, wie beispielsweise Verletzungen und Narben. Teilweise wird die Haut sogar so lange bearbeitet, dass andere Dinge des Alltags vernachlässigt werden. Den Betroffenen jedoch hilft das Bearbeiten der Haut beim Stressabbau oder weil sie sich beschäftigen müssen. Eine Dermatillomanie kann zahlreiche Gründe haben, die bis hin zu traumatischen Erlebnissen reichen. Leidest auch du unter dieser Krankheit, kannst du dir psychologische Hilfe suchen.

AUS MEINEM ERFAHRUNGSSCHATZ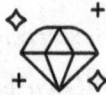

Ich leide selbst seit meiner Kindheit unter der Skin Picking Disorder und es ist ein immerwährender Kampf. Egal ob Stresssituationen, Ängste oder Langeweile, immer wieder werde ich mit dem Bearbeiten meiner Haut konfrontiert. Meine Finger wandern rastlos umher und zerstören alles Mögliche in meinem Gesicht. Oft wache ich dann wie aus einem Traum auf, realisiere, was hier gerade passiert, und kann mich noch irgendwie vor Schlimmerem bewahren. Mich selbst aufhalten zu können, war ein langwieriger Prozess und ich komme auch oft nicht drumherum, meine Fingernägel möglichst kurz zu tragen, Stellen, die ich gern bearbeite, fürs Skin Picking unattraktiv zu machen (zum Beispiel mittels Salben) oder an einem Stressball herumzudrücken. Aber so richtig davon loskommen kann ich nicht. Es gibt gute Phasen, in denen monatelang keine Rückfälle vorkommen, und schlechte Phasen, die mich jedes Mal zurückwerfen. Jedoch werden die Abstände zu den schlechten Phasen immer länger, was definitiv eine positive Entwicklung ist.

Falls es dir genauso geht: Du bist nicht allein damit. Bestrafe dich nicht selbst dafür. Und wenn es zu einer enormen Belastung wird, suche dir bitte Hilfe. Du hast es verdient, ein schönes Leben ohne Angst und Scham zu führen.

MELASMA

Die Entstehung von Melasma ist hauptsächlich hormonell bedingt und kann durch die Einnahme von oralen Verhütungsmitteln, Medikamenten oder einer Schwangerschaft begünstigt werden. Hier zeichnen sich die Hautflecken durch ein definiertes Aussehen sowie eine bräunlich bis graue Färbung aus. Man findet sie vor allem im Gesicht oder an den Unterarmen vor. Leider habe ich schlechte Neuigkeiten für dich, falls du mit deinen Melasma unzufrieden bist: Es gibt nur wenige Möglichkeiten, diese Art der Hyperpigmentierung effektiv zu verbessern.

SOLARE LENTIGO

Auch unter dem Begriff „Altersflecken" bekannt, erkennt man diese Art der Hyperpigmentierung an ihrer gut begrenzten Form. Die Färbung kann sehr vielfältig ausfallen: Von gelb bis dunkelbraun ist alles dabei. Diese Hautflecken sind vor allem an Stellen lokalisiert, die lange Zeit der UV-Strahlung ausgesetzt waren (Gesicht, Hände, Brust, Nacken) und werden auch in ihrer Entstehung auf ebenjene zurückgeführt.

EPHELIDEN

Wir kennen diese Form der Hyperpigmentierung auch als Sommersprossen. Man geht davon aus, dass sie durch frühkindlichen Kontakt mit der UV-Strahlung entstehen. Aufgrund gezielter Mehrproduktion von hauteigenen Farbpigmenten entstehen die uns bekannten farblich abgesetzten Punkte auf der Haut. Als besonders empfänglich gelten Kinder mit gering pigmentierter Haut. Durch die saisonale Schwankung der UV-Strahlung sind Epheliden in den Wintermonaten weniger sichtbar.

Sommersprossen haben mit dem „fake freckles"-Trend ein Revival erlebt, und werden teilweise gezielt mit Make-up aufgemalt. Entsprechend werden spezielle Produkte für diesen Look angeboten. Auf jeden Fall eine spannende Entwicklung, wenn man bedenkt, dass andere Formen der Hyperpigmentierung leider in unserer Gesellschaft nach wie vor negativ behaftet sind. Wer weiß, wie lange noch?

CAFÉ-AU-LAIT-FLECKEN

Da diese 1 bis 20 Zentimeter großen Flecken bereits nach der Geburt beziehungsweise in früher Kindheit auftreten, können sie nur mittels Lasertherapie oder operativ entfernt werden. Sie sind jedoch ungefährlich und entstehen aufgrund erhöhter Melaninkonzentration in den Melanozyten. Man geht davon aus, dass circa 10 bis 30 Prozent der Bevölkerung diese Form der Hyperpigmentierung aufweisen.

ACTIVES, DIE BEI HYPERPIGMENTIERUNG HILFREICH SEIN KÖNNEN

UV-Strahlung kann das Erscheinungsbild von Hyperpigmentierung verstärken. Deshalb solltest du möglichst auf entsprechenden Schutz achten, um das zu verhindern. Dennoch gibt es ein paar Actives, die das Erscheinungsbild von Hyperpigmentierung verbessern können.

Ascorbinsäure

Vitamin C beziehungsweise Ascorbinsäure (INCI: Ascorbic Acid) wird als Pulver angeboten und ist gut wasserlöslich. Sie kann in höheren Konzentrationen hilfreich bei Melasma und PIH sein. Außerdem ist Vitamin C in der Lage, die hauteigene Kollagensynthese anzukurbeln, was zu einer pralleren Haut führen kann. Jedoch ist dieser Rohstoff in wässriger Lösung extrem instabil und die oftmals sehr sauer eingestellten Produkte (pH-Wert bei maximal 3,5) werden von Menschen mit empfindlicher Haut weniger gut vertragen. Um Ascorbinsäure in höheren Konzentrationen zu verarbeiten, benötigt es Expertise und das nötige Kleingeld – deshalb sind gut formulierte Produkte mit Vitamin C oftmals kostenintensiver.

MYTHEN-CHECK

„Wo Vitamin C draufsteht, ist auch welches drin."

Oft prangt auf der Vorderseite von Hautpflege ganz groß der Begriff „Vitamin C" und das, obwohl gar keine Ascorbinsäure drin ist. Wie kann das sein? Das liegt daran, dass gern sogenannte Vitamin-C-Derivate genutzt werden wie zum Beispiel Natrium-ascorbylphosphat (INCI: Sodium Ascorbyl Phosphate), Ethylas-corbinsäure (INCI: 3-o-Ethyl Ascorbic Acid), Ascorbylglucosid (INCI: Ascorbyl Glucoside) oder Ascorbyltetraisopalmitat (INCI: Ascorbyl Tetraisopalmitate).

In jedem dieser Stoffe findet sich der Zweisilber „ascorb", der sie somit den „Verwandten" der Ascorbinsäure zuordnet. Sie haben nicht den gleichen Effekt wie reines Vitamin C, sind jedoch einfacher in der Verarbeitung und bleiben länger stabil. Je nachdem über welchen „Verwandten" man spricht, zeichnet sich auch eine andere Wirkung auf die Haut ab. Eins haben sie jedoch gemeinsam: Da es sich um Derivate handelt, müssen diese Stoffe meistens höher dosiert werden, um einen gewissen Effekt zu erzielen.

GUT ZU WISSEN

Vitamin C, Vitamin E und Ferulasäure sind ein Dreamteam! In einer Studie konnte festgestellt werden, dass die Beigabe von 0,5 Prozent Ferulasäure (INCI: Ferulic Acid) zu einer Lösung bestehend aus 15 Prozent Ascorbinsäure und einem Prozent Vitamin E (INCI: Tocopherol) den Schutz vor UV-Strahlung verdoppelte.[14]

Glykolsäure

Dieser Stoff ist uns bereits bei den Peelings begegnet und reiht sich in die Liga der Hydroxycarbonsäuren ein. Glykolsäure (INCI: Glycolic Acid) hilft nicht nur dabei, abgestorbene Hornzellen schneller abzustoßen, sondern hat zusätzlich einen positiven Effekt auf Pigmentflecken.

Ein wichtiger Faktor: die Konzentration. Um typischen „Nebenwirkungen" von Glykolsäure aus dem Weg zu gehen (wie zum Beispiel Stechen, starke Schuppung der Haut sowie Rötungen), ist es empfehlenswert, zunächst auf Produkte mit maximal fünf Prozent dieser Säure zu setzen. Wer sich trotzdem unsicher sein sollte, kann ein abwaschbares Peeling nutzen – dann wird die Wahrscheinlichkeit einer Irritation verringert.

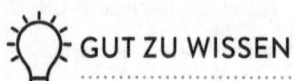 GUT ZU WISSEN

„Ausschließlich auf trockene Haut auftragen ..." Dieser Hinweis findet sich häufig auf chemischen Peelings. Das hat folgenden Grund: Ist die Haut angefeuchtet, ist der Weg frei für eine möglicherweise bessere Aufnahme von Stoffen. Das heißt, die Wahrscheinlichkeit eines unerwünschten Effekts wie zum Beispiel einer Irritation wird erhöht. Das möchten die meisten Hersteller natürlich vermeiden und empfehlen deshalb, ihre Peelings auf trockene Haut aufzutragen.

Soja

Die hauptsächlich in den asiatischen Gefilden beheimatete Sojapflanze (INCI: Glycine Soja Extract) ist reich an Isoflavonen und kann den Pigmenttransfer, das heißt die Abgabe von Melanosomen an umliegende Keratinozyten, hemmen – erinnert ihr euch an den Paketzusteller, der Päckchen mit Pigmenten an die lebenden Zellen verteilt? Dadurch ist der Extrakt aus Soja prädestiniert für die Behandlung von Altersflecken.

WENIGER GEREIZTE HAUT, BITTE!

Egal ob Umwelteinflüsse, die falsche Pflege oder der eigene Lifestyle: Wenn die Haut sich gereizt und unangenehm anfühlt, können Produkte mit beruhigenden Inhaltsstoffen Linderung verschaffen. Wer jedoch mit schnell wiederkehrenden Rötungen oder gar erweiterten Blutgefäßen zu kämpfen hat, sollte ärztlich abklären lassen, ob es sich hierbei um Rosacea handelt.

WAS IST ROSACEA?

Rosacea ist eine weitverbreitete und nicht ansteckende Erkrankung des Bindegewebes, der Gefäße und Talgdrüsen, an der circa zwei bis fünf Prozent der deutschen Bevölkerung leiden. Sie ist meistens bei hellhäutigen Menschen vorzufinden.

Hierbei handelt es sich um einen chronisch entzündlichen Hautzustand, der oft im Nasen- und Wangenbereich lokalisiert wird. Leider sind die Ursachen für diese Erkrankung noch nicht vollends geklärt. Symptome können beispielsweise eine vorübergehende Hautrötung (Erröten, Flush), eine anhaltende Hautrötung (Erythem), sichtbare und erweiterte Blutgefäße (Teleangiektasien), eine

Knollennase (Rhinophym), Hautverdickungen oder entzündliche Reaktionen am Auge sein.

Aufgrund unterschiedlicher Erscheinungen wird sie in vier Subtypen unterteilt:

» 1. Typ: Couperose (Erröten, Flush, Hautrötungen, eventuell Teleangiektasien (erweiterte Blutgefäße))

» 2. Typ: Papulopustulöse Rosacea (Rötung, Papeln, Pusteln)

» 3. Typ: Phymatöse Rosacea (Hautverdickung, Knoten, Wucherungen des Bindegewebes an der Nase)

» 4. Typ: Okuläre Rosacea (Augensymptome)

Es gibt Faktoren, die die Ausprägung von Rosacea begünstigen können, dazu zählen etwa extreme Temperaturen, Stress, UV-Strahlung, Alkoholkonsum, scharfe Gewürze, heißer Kaffee, Haarbalgmilben, reizende Kosmetika oder mechanische Reize.

ACTIVES, DIE DEINE HAUT BERUHIGEN KÖNNEN
Ectoin

Ectoin (INCI: Ectoin) wird unter anderem von Bakterien gebildet, um sie vor extremen Umweltbedingungen zu schützen und wird im industriellen Maßstab fermentativ gewonnen. Es ist feuchtigkeitsbindend und kann in einer Konzentration von zwei Prozent UV-Schäden verringern.

Chinesisches Süßholz

Auch unter der Bezeichnung Licochalcone A bekannt, soll der Extrakt des chinesischen Süßholzes (INCI: Glycyrrhiza Inflata Root Extract) vor allem entzündungshemmend wirken und Rötungen mindern.

Panthenol

Vor fast 70 Jahren wurde das erste Produkt mit diesem Inhaltsstoff unter dem Namen „Bepanthen" (INCI: Panthenol) entwickelt. Es hat nicht nur feuchtigkeitsbindende Eigenschaften und reduziert Irritationen, sondern hat zudem einen positiven Einfluss auf die Barrierefunktion der Haut. Außerdem soll Panthenol in einer Konzentration von fünf Prozent die Wundheilung beschleunigen. Panthenol findest du übrigens auch in Haarpflegeprodukten, weil es sich wie ein Film ums Haar legt und so für ein glatteres Aussehen sorgen kann. Außerdem ist es in der Lage, kleine Schäden der Haarstruktur zu beseitigen.

Tigergras

Tigergras (INCI: Centella asiatica), auch Asiatischer Wassernabel oder Gotu Kola genannt, wird bereits seit Hunderten von Jahren medizinisch genutzt. Vor allem bei der Wundheilung, bei Verbrennungen und Narben soll Tigergras hilfreich sein. Man vermutet, dass die natürlichen Bestandteile (Asiatsäure, Madecassinsäure, Asiaticosid und Madecassid) dafür verantwortlich sind.

Beta-Glucan

Beta-Glucane (INCI: Beta-Glucan) gehören zu den Polysacchariden und kommen natürlicherweise unter anderem in Pilzen, Getreide und Hefen vor. Vor allem das aus der Backhefe (Saccharomyces cerevisiae) gewonnene Beta-Glucan soll die besten Erfolge erzielen. Beta-Glucane gelten als besonders beruhigend für die Haut und können das Irritationspotenzial anderer Stoffe herabsetzen. Bereits in Konzentrationen ab zwei Prozent sind sie in der Lage, die Wundheilung zu beschleunigen und gelten als besonders verträglich.

OLDIES UND NEWCOMER:

Was können Aloe Vera, Bakuchiol & Co.?

Vielen Inhaltsstoff-Newcomern, aber auch Oldies in Hautpflege werden spannende Effekte nachgesagt. Welche davon werden ihren Lobpreisungen gerecht?

ALOE VERA

Der Aloe Vera-Pflanze (Aloe barbadensis Miller, INCI: Aloe barbadensis) werden seit jeher einige Eigenschaften zugeschrieben, die immer wieder im Bereich der Hautpflege kursieren. Schon die Ägypter bezeichneten dieses Gewächs als „Pflanze der Unsterblichkeit". So soll Aloe Vera bei Entzündungen, Verbrennungen und Wunden das Mittel schlechthin sein. In Hautpflegeprodukten wird sie als feuchtigkeitsspendend beworben.

Doch gibt es überhaupt wissenschaftliche Belege dafür? Um diese Frage zu beantworten, schauen wir uns zunächst den Aufbau der Pflanze genauer an:

Aloe Vera besitzt lange, fleischige Blätter, die aus drei Schichten bestehen. Beim innersten Teil handelt es sich um ein Gel, das mindestens aus 95 Prozent Wasser besteht. Die restlichen Anteile sind unter anderem Polysaccharide, Fette und Vitamine. Jene Polysaccharide, eine Art Kohlenhydrate, sind übrigens für die schleimige Konsistenz des Gels verantwortlich. Die mittlere Schicht enthält Anthrachinonglykoside, pflanzliche Zucker, die für die stark abführende Wirkung von Aloe Vera-Saft sorgen. Die äußerste Schicht bietet der Pflanze Schutz.

In Studien konnte gezeigt werden, dass Aloe Vera durchaus bei Verbrennungen hilfreich sein und nach UV-B-Bestrahlung Rötungen minimieren kann. Außerdem kann der Extrakt aus der Aloe Vera-Pflanze durchaus feuchtigkeitsbindend wirken. Verarbeitetes Aloe Vera-Gel scheint zudem zum Großteil sehr gut verträglich zu sein, auch wenn manche Menschen nach der Verwendung von Rötungen und Juckreiz berichten. Bei frischer Aloe Vera könnte der Saft das Problem darstellen. Dennoch: Viele aussagekräftige Studien zur „Pflanze der Unsterblichkeit" gibt es leider nicht – vor allem nicht am Menschen. Oftmals wurden Inhaltsstoffe aus der Pflanze extrahiert, um eine gewisse Wirkung zu erzielen. Das bedeutet aber nicht, dass Aloe Vera an sich auf die gleiche Art und Weise funktioniert wie die extrahierten Stoffe. Wie bei jeder Pflanze ist der Anteil jener Stoffe stark abhängig von den Umweltbedingungen, weshalb sie vielen Lobpreisungen einfach nicht gerecht werden kann.

KURKUMA

Die meisten von uns kennen das beliebte Gewürz mit goldgelber Farbe: Kurkuma (INCI: Curcuma longa). Mittlerweile ist es nicht nur Bestandteil unserer Speisen, sondern auch von Nahrungsergänzungsmitteln und Kosmetik. Doch macht es Sinn, Kurkuma in Hautpflege zu verarbeiten?

Kurkuma (oder auch Gelbwurzel genannt) enthält viele Stoffe, aber einer von ihnen ist für uns besonders interessant – nämlich das im Wurzelstock vorkommende Curcumin (Diferuloylmethan), das aber nur einen Anteil von zwei bis acht Prozent der uns bekannten Kurkumaprodukte ausmacht. Das lichtempfindliche Curcumin ist nicht nur hauptsächlich für die gelbe Farbe verantwortlich, sondern auch für die biologische Wirkung der Gelbwurzel. Aber was genau kann Curcumin für unsere Haut tun?

Wird unsere Haut verletzt, passieren zeitgleich unheimlich viele Dinge. Dabei spielt unter anderem Phosphorylase-Kinase (PhK) eine Rolle. Dieses Enzym wird innerhalb weniger Minuten freigesetzt und ist für etliche Aktivierungsmechanismen verantwortlich, die zur Entzündung von Gewebe führen können. Das wiederum begünstigt Vernarbung, gesteigerte Zellteilung und Tumorbildung. Wird PhK nun auf seinem Signalweg gestört, schwächt das natürlich ebenjene Verletzung des Gewebes ab. Curcumin soll einer dieser Störenfriede sein. Egal ob bei Verbrennungen, OP-Wunden oder sonnengeschädigter Haut: Curcumin blockt Entzündungsprozesse bereits im frühen Stadium, kann antioxidativ wirken und ist somit ein spannender Inhaltsstoff für kosmetische Formulierungen, auch wenn es relativ empfindlich und demnach schwierig zu verarbeiten ist.

Das Problem an der Sache? Du wirst kein reines Curcumin in Hautpflege finden, sondern Kurkuma in verschiedenen Variationen. Die mögliche Wirkung ist allerdings ausschließlich auf ebenjenen Stoff Curcumin zurückzuführen. Außerdem dürfen wir nicht vergessen, dass Curcumin nur einen gewissen Teil der Gelbwurzel ausmacht und somit die Verfügbarkeit zusätzlich minimiert wird.

Es lässt sich also schließen: Kurkuma ist ein wunderbares Gewürz und wird auch aufgrund der intensiven Farbe oftmals Lebensmitteln zugesetzt, um sie für uns attraktiver aussehen zu lassen – das Auge isst ja bekanntlich mit. Was Hautpflege angeht, sollten wir unsere Erwartungen aber nicht zu hoch ansetzen.

BAKUCHIOL

Bakuchiol (INCI: Bakuchiol) wurde das erste Mal im Jahre 1973 aus den Samen der Babchi-Pflanze (Psoralea corylifolia) isoliert. Diese Pflanze wird bereits seit Jahrhunderten in China und Indien für medizinische Zwecke genutzt. Besagter Extrakt soll unter anderem antioxidativ und entzündungshemmend wirken. Nichtsdestotrotz wurde Bakuchiol aber erst im Jahre 2007 auf dem Kosmetikmarkt etabliert.

Nicht umsonst wird Bakuchiol in anderen Ländern der Erde schon so lange verwendet. Es verhindert die Lipidperoxidation in unseren Mitochondrien (den Kraftwerken unserer Zellen) und schützt vor freien Radikalen, die zellschädigend wirken können. Außerdem soll es sogar hauteigene Lipide wie zum Beispiel Squalen besser vor der Oxidation bewahren als Tocopherol (reines Vitamin E) und das sogar um ein Vielfaches. Dieser Effekt ist darauf zurückzuführen, dass Bakuchiol gegen eine Vielzahl von ROS (reaktiven Sauerstoffspezies) schützt, die zu sogenanntem oxidativen Stress führen können. Eben jener oxidative Stress beschleunigt unter anderem den Alterungsprozess. Wir hatten im Kapitel zum Thema Sonnenschutz bereits darüber gesprochen, vielleicht erinnerst du dich.

In einer Studie[15] (jedoch mit sehr kleiner Probandenzahl) konnte festgestellt werden, dass durch die Verwendung einer Bakuchiolcreme Entzündungen sowie Pickelmale bei Aknepatient*innen verringert auftraten. Bei einem anderen Versuch[16] lieferte die Verwendung eines Produkts mit einem Prozent Bakuchiol bessere Ergebnisse bei Entzündungen und Unreinheiten als zwei Prozent Salicylsäure – in Kombination waren die beiden sogar ein noch wirksameres Dreamteam. Auch in einer anderen Studie[17] mit 44 Teilnehmer*innen ist aufgefallen, dass 0,5 Prozent Bakuchiol zweimal täglich aufgetragen ähnlich gute Ergebnisse bei Hyperpigmentierung und Faltentiefe zeigte wie ein Produkt mit 0,5 Prozent Retinol, und dazu noch mit geringerem Irritationspotenzial.

Die Ergebnisse werden natürlich erst ab einer bestimmten Verwendungsdauer sichtbar, die sich auf bis zu zwölf Wochen erstrecken kann.

Das heißt für uns: Bakuchiol ist ein vielversprechender Inhaltsstoff und hat sicherlich eine spannende Zukunft vor sich, da er auch relativ einfach zu verarbeiten ist und bereits in einer Konzentration von einem Prozent gute Ergebnisse erzielt.

TRANEXAMSÄURE

Tranexamsäure (INCI: Tranexamic Acid (TXA)) wird noch gar nicht so lange in kosmetischen Mitteln verwendet. Dabei soll sie eine positive Wirkung auf Hyperpigmentierung haben. Vor allem oral wird diese Säure seit Jahren zur durchaus erfolgreichen Behandlung von Melasma genutzt.

In einer Studie[18] mit 56 Teilnehmer*innen wurde TXA auf einer Gesichtshälfte intradermal injiziert, während auf der anderen Hälfte TXA nach einem Microneedling aufgetragen wurde. Auf beiden Seiten konnte eine optische Verbesserung der Hyperpigmentierung festgestellt werden und das ohne große Nebenwirkungen. Das Microneedling bewerteten die Studienteilnehmer*innen jedoch als zufriedenstellender. Eine weitere Studie[19] mit 30 Proband*innen konnte zeigen, fünf Prozent liposomaler Tranexamsäure im Vergleich zu einer vier Prozent Hydroquinon-Creme besser vertragen wurde und ähnlich gute Ergebnisse in Bezug auf die Hyperpigmentierung erzielte. Auch eine Studie[19] mit 50 Teilnehmer*innen, die von 2019 bis 2020 durchgeführt wurde, wartete mit vielversprechenden Ergebnissen auf: Drei Prozent Tranexamsäure erzielten ähnlich gute Effekte bei Melasma wie eine Kombination aus drei Prozent Hydroquinon und 0,01 Prozent Dexamethason.

Diese Studien zeigen deutlich: Tranexamsäure als kosmetischer Inhaltsstoff ist in Bezug auf Melasma ziemlich vielversprechend – vor allem weil diese Form der Hyperpigmentierung nicht gerade einfach zu händeln ist. Jedoch kommt es auch hier extrem auf die Verarbeitung und Einsatzkonzentration im jeweiligen Produkt an.

PYCNOGENOL®

Bei Pycnogenol® (INCI: Pinus Pinaster Bark Extract) handelt es sich um einen Extrakt aus der Küstenkiefer (Pinus pinaster), das eine Vielzahl an unterschiedlichen Antioxidantien vorweisen kann. Oral zugeführt soll dieser Stoff bei regelmäßiger Einnahme laut einer

Studie mit 20 gesunden Frauen die Hautelastizität sowie die Feuchtigkeitsversorgung verbessern. Auch in Bezug auf die Belastung durch Umweltfaktoren scheint es einen positiven Effekt zu haben.

Was kosmetische Mittel betrifft, sieht es noch etwas dürftig aus, da es noch nicht so viel Forschung dazu gibt. Aber es soll wohl einen wundheilungsfördernden Effekt ab einer Konzentration von einem Prozent haben und in geringeren Mengen antioxidativ wirken. Hier ist jedoch mehr Forschung am Menschen notwendig, um in Erfahrung zu bringen, was Pycnogenol® für unsere Haut zu bieten hat.

WARUM DEINE HAUT NIE
wie auf Social Media aussehen wird

Wer die Anziehungskraft und den Einfluss von Social Media (Instagram, Facebook, Tik Tok & Co.) leugnet, bewegt sich fernab der Realität. Vor allem während der Pandemie gaben Menschen an, vermehrt auf Social Media als Zeitvertreib im Lockdown zurückgegriffen zu haben. Es ist *das* Medium für Jugendliche, aber auch für Erwachsene geworden. Man tauscht sich aus, schaut was die liebsten Influencer*innen so treiben, nimmt an Challenges teil. Aber diese Medien sind nicht nur hilfreich, um schnell auf dem neuesten Stand zu sein – sie haben auch ihre Schattenseiten.

In Bezug auf präparative und dekorative Kosmetik treffen Verbraucher*innen immer wieder auf Vorher-nachher-Bilder oder gar Videos. Manche Influencer*innen bewerben gezielt mit weichgezeichneter

Haut Produkte für Kooperationen. Hier sollte man wachsam sein, denn was für die Fotobranche die Retusche ist, ist für Instagram der Filter fürs Gesicht. Weichgezeichnete Haut, keine Poren, keine Textur, keine Schatten – alles Dinge, die zum menschlichen Körper gehören, werden mit einem Klick weggezaubert. Das ist natürlich in Bezug auf Werbemaßnahmen extrem fragwürdig, weil den Konsument*-innen vermittelt wird, eine Creme oder Make-up könne diese Effekte in der Realität erzielen. Dem ist natürlich nicht so. Bewusst führen uns diese Werbestrategien in die Irre. Deshalb müssen zumindest in Norwegen seit Neuestem bearbeitete Fotos und Videos gekenn-zeichnet werden. Vielleicht wäre das auch hierzulande ein guter Anfang?

Die Frage nach unserer Wahrnehmung bleibt dennoch offen. Was macht es mit uns, tagtäglich jenen Bildern und Videos ausgesetzt zu sein? Würde eine verpflichtende Kennzeichnung etwas daran ändern?

Und sosehr Social Media immer wieder in der Kritik steht, sie ist mittlerweile ein nicht wegzudenkender Teil unseres Lebens geworden, weshalb der Weg hin zu Aufklärung und mehr Medien-kompetenz für mich persönlich als der einzig richtige erscheint.

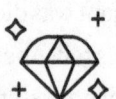 **AUS MEINEM ERFAHRUNGSSCHATZ**

„Warum ist deine Haut nicht perfekt, wenn du dich angeblich so gut mit Hautpflege auskennst?" – „Deine Haut sieht ja ganz schön beschissen aus. Anscheinend weißt du ja doch nicht so viel."
Das sind Fragen und Aussagen, mit denen ich immer wieder kon-frontiert werde und die mir zeigen, dass manche Menschen in ihrer

Wahrnehmung stark auf die Illusion „perfekter" Haut gepolt sind. Dabei existiert „perfekte" Haut einfach nicht. KEIN Mensch sieht aus wie eine aalglatte Fläche, ohne Knochen, die Schatten werfen, ohne Fältchen, ohne Textur, ohne eine einzige Pore oder Unebenheit. Selbst VIPs, die ein unvorstellbares Vermögen angehäuft haben, sich professionelle Bildbearbeitung und Fototechnik leisten können, haben – guess what? – in der Realität auch keine perfekte Haut.

Wir müssen uns einfach dessen bewusst werden, dass Social Media nur einen kleinen Teil des Lebens spiegelt. Wirklich niemand kann beim Bedienen oder Konsumieren einer App in andere hineinschauen.

Das Schlimmste an solchen Aussagen ist meiner Meinung nach die Tatsache, dass ein Zusammenhang zwischen Aussehen – in meinem Fall Hautzustand – und Wissen hergestellt wird. Völlig absurd, wenn man kurz darüber nachdenkt. Ärzt*innen dürften demnach nie krank sein. Dermatolog*innen dürften keine Pickel bekommen.

Hier wird mir und anderen bewusst abgesprochen, Mensch zu sein. Ein Mensch mit einem Körper, den ich nicht hundertprozentig beeinflussen kann und will. Ein Mensch, mit einer Haut, die so ist wie bei vielen anderen – vielleicht sogar wie deine? Eine, die während des Zyklus mal ausflippt, eine die Fältchen und Sommersprossen aufweist. Eine Haut, die absolut gar nichts darüber aussagt, WER ich eigentlich bin, was ich weiß oder eben nicht weiß.

INSTAGRAM-MARKEN UND RABATTCODES

Da willst du mal einen Blick auf Instagram werfen und plötzlich sind sie überall: „Instagram-Marken", die mit 50 Prozent Rabatt werben, aber natürlich NUR heute. Ganz unabhängig davon, ob uns der Algorithmus als Konsument*in von Beauty oder Skincare einordnet.

Solche Marken bedienen sich eines ganz bestimmten Marketings, das auf Influencer*innen abzielt und dementsprechend als Influencer-Marketing bezeichnet wird. Dabei werden Menschen mit „Ansehen" und gewisser Reichweite engagiert, auf ihrer Plattform für ein Produkt Werbung zu machen und so dessen Verkauf, aber auch Bekanntheit zu steigern. Daran ist erst mal nichts verkehrt. Es ist nur eine Verlagerung der Werbemaßnahmen von herkömmlichen Medien wie bspw. dem Fernsehen auf Onlineplattformen wie Instagram oder Facebook. Es fehlt jedoch stellenweise an Transparenz (wenn mal wieder Werbung nicht als solche gekennzeichnet wird) oder Marken Vorgaben rausgeben, die extrem fragwürdig sind und im schlimmsten Fall vom Testimonial, zum Beispiel Influencer*in, Model, Schauspieler*in, nicht als solche erkannt werden. Sosehr sich darüber echauffiert wird, sind das keineswegs branchenspezifische Probleme. Fehlende Transparenz findet sich nicht nur im Beautysektor, sondern auch im Gaming- und Fitnessbereich, nur um zwei weitere Beispiele zu nennen.

Sicherlich sollten fehlende Transparenz und moralisch verwerfliche Deals kritisiert werden, aber die Frage nach dem „Wie" ist auch eine, die gestellt werden sollte. Sind Mobbing, Hass und Entmenschlichung von Einzelpersonen hier wirklich der richtige Weg?

AUS MEINEM ERFAHRUNGSSCHATZ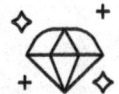

Da ich selbst Verbraucherin, gleichzeitig Unternehmerin und Content Creatorin bin, kenne ich tatsächlich beide Seiten der Medaille. Ich weiß aus dem E-Mail-Verkehr mit Unternehmen ganz genau, was teilweise für absurde Briefings per Rundmail an alle möglichen Personen verteilt werden. Nur ein Beispiel:

„Hey liebe Shenja, wir folgen dir schon lange und wissen deine ehrliche Art sehr zu schätzen. Deshalb darfst du dir drei Produkte aus unserem Sortiment aussuchen, die du im Gegenzug auf deinem Instagram-Account zeigst. Unsere komplette Gesichtspflege kommt ohne Chemie aus und ist sogar für sehr empfindliche Haut geeignet. Teile auch den unten angegebenen Code, damit deine Follower 50 Prozent Rabatt auf ihre Bestellung erhalten."

Solche Kooperationsanfragen lehne ich grundsätzlich ab. Mir stellt sich zunächst die Frage, welchen tatsächlichen Wert die Produkte haben, wenn man einen 50-Prozent-Rabattcode anbieten kann. Dann rattert es auch in meinem Unternehmerinnenhirn: Verlieren wir langsam aber sicher das Bewusstsein für die Herstellung von Konsumgütern? Geht die Wertschätzung nach und nach verloren? Kann ich es mit mir vereinbaren, so etwas zu promoten? Ein weiteres Problem dabei: Marken geben vor, mir schon lange zu folgen, aber werben immer noch mit Labeln wie „ohne Chemie" in ihren E-Mails. Das passt, wie du in diesem Buch bestimmt schon gesehen hast, einfach nicht zusammen. Und zu guter Letzt: In den meisten Fällen sind die Hautpflegeprodukte für meine sehr empfindliche und allergische Haut ungeeignet, weil sie bestimmte Duftstoffe enthalten.

Manchmal nehme ich mir die Zeit, eine aufklärende Antwort zu verfassen. Meistens kommt keine Reaktion. Selten kommt es vor, dass Marken das Feedback dankend annehmen und versprechen, ihre Briefings sowie das Marketing zu überarbeiten. Aber leider kann ich nicht bestätigen, dass daraus schlussfolgernd jemals eine bezahlte Zusammenarbeit entstanden wäre.

TIPPS FÜR MEHR MEDIENKOMPETENZ

Wenn wieder jemand für ein bestimmtes Produkt wirbt, frage dich, ob es zu der Person und deren Tätigkeitsfeld passt. Welche Informationen werden geteilt? Klingt es eher nach Marketingversprechen oder sind das Aussagen, die von der Person selbst stammen könnten?

Taucht das Produkt auch außerhalb des Werbedeals auf? Wird es auch ohne Bezahlung seitens der Marke regelmäßig genutzt?

Werde dir bewusst, dass regelmäßige Rabattcodes in Produktpreise einkalkuliert werden. Kleinere Unternehmen können sich solche Vorgehensweisen meistens nicht leisten, da deren Preisgestaltung sehr engmaschig ist.

Informier dich weiter. Lies unabhängige Reviews und versuche abzuwägen, ob das Produkt zu dir passt, bevor du eine Kaufentscheidung fällst.

Wenn du all diese Tipps verinnerlicht hast, liegt die Entscheidung zum Kaufentschluss, das Legen der Ware in den Korb und das Bezahlen ausschließlich bei dir. Damit unterstützt du ein Unternehmen und eventuell auch eine bestimmte Person dahinter. Dafür bist du als Konsument*in allein verantwortlich.

TIPPS FÜR DEINE
persönliche Skincare-Reise

Du solltest eine Hautpflegeroutine etablieren, weil du etwas für dich selbst verbessern möchtest oder Spaß daran hast. Fühle dich nicht gezwungen, etwas zu tun, was du selbst nicht willst.

Falls du Schmerzen oder anderweitige Hautprobleme hast, suche bitte vorher eine dermatologische Praxis auf und lasse dich medizinisch beraten.

Schraube deine persönlichen Erwartungen runter – wir bewegen uns hier im kosmetischen Bereich und nicht alles lässt sich mit Hautpflege, Ernährung oder dem Lebensstil kontrollieren. Sei dir dessen bewusst und akzeptiere deine Grenzen.

Vergleiche dich nicht zu sehr mit anderen. Klingt total abgedroschen und ist manchmal schwer umzusetzen, aber enorm wichtig. Nur DU kennst dich am allerbesten. Du weißt, was du erreicht hast besser als jeder andere Mensch auf dieser Welt.

Feiere Kleinigkeiten! Du hast zwei, drei Pickel weniger als sonst während deines Zyklus? Super! Das ist ein großartiger Erfolg. Bleib dabei.

Gib dir und deiner Haut Zeit. Mute dir und deiner Haut nicht zu viel auf einmal zu. Chemische Peelings und zahlreiche Actives gleichzeitig JEDEN Tag? Das kann vor allem anfangs deine Haut zu sehr reizen, zu mehr Problemen führen und dich unzufriedener machen. Fange langsam an, finde heraus, was dir und deiner Haut guttut. Gut Ding braucht Weile: Warte mit deinem Resümee bezüglich bestimmter Produkte gern bis zu 12 Wochen, außer natürlich du fühlst dich unwohl.

Gehe den Weg in Richtung „Neutralität". Nicht jeder Mensch kann sich jederzeit selbst lieben – das ist ein unfassbarer Druck, der durch die „Selflove"-Bewegung erzeugt wird. Versuche einfach, dich, deinen Körper und dein Äußeres weniger zu bewerten. Sich selbst neutral gegenüberzustehen, ist nicht verkehrt. Neutralität ist ein Schritt weg von Selbstzerstörung und das kann man ja wohl kaum als schlecht ansehen, nicht wahr?

Was für andere funktioniert, muss nicht für dich selbst funktionieren. So individuell wie wir alle sind, so individuell sind unsere persönlichen Ansprüche. Hol dir gern Inspirationen im Internet, aber sei dir immer deiner Individualität und der deiner Inspirationsquelle bewusst.

Lass dich möglichst nicht verunsichern. Wenn mal wieder in Bezug auf irgendeinen Inhaltsstoff Panik geschürt wird, hinterfrage die Argumente. Wirf einen Blick auf die Quellen der verfassten Artikel bzw. Aussagen. Sind keine vorhanden? Dann ist das absolut unseriös. Sind welche da? Dann schau sie dir an und informiere dich selbst. Wie wurden die verlinkten Studien interpretiert? Wurden Aussagen aus dem Kontext gerissen? Wurde orale Einnahme mit dem Auftrag auf die Haut gleichgesetzt? Welche Konzentrationen wurden verwendet? Wie wurde die Studie durchgeführt? An Zellen oder an echten Menschen?

SCHLUSSWORT

Ich hoffe, dieses Buch konnte dir einen kleinen und verständlichen Einblick in die Welt der Hautpflege geben und über gängige Mythen sowie Marketingversprechen aufklären. Vielleicht liest du ja jetzt auch das Kleingedruckte auf Produkten, hinterfragst Panikmache in den Medien und hast einfach Spaß daran, dir eine individuelle Routine zusammenzustellen. Gute Reise!

DANKSAGUNG

Ein großer Dank gebührt den Menschen, die an mich glauben und meine Arbeit unterstützen.
Aber ganz besonders möchte ich meiner großen Liebe K. danken.
Ohne dich wäre mein Leben deutlich weniger lebenswert.
Außerdem meinen ehemaligen Kolleginnen aus der Drogerie, die mir den letzten Schubs in Richtung Selbstständigkeit gegeben haben.
Und natürlich meiner Freundin mit der faltigen Nacktkatze – dein wertvoller Input hat mir sehr geholfen mich weiterzuentwickeln.

GLOSSAR

ACTIVES:
Inhaltsstoffe, die einen tatsächlichen Nutzen für die Haut haben, also die nicht hauptsächlich für sensorische Zwecke oder beispielsweise zur Konservierung verwendet werden

AKNE:
entzündliche chronische Erkrankung der Talgdrüsen sowie Haarfollikel

AMG:
Arzneimittelgesetz, regelt unter anderem das Inverkehrbringen von Arzneimitteln

ANORGANISCH:
chemische Verbindungen, die keinen Kohlenstoff enthalten, zum Beispiel Natriumchlorid (Salz)

ANTIOXIDANTIEN:
Stoffe, die zellschädigende Substanzen neutralisieren können; jene Stoffe wirken antioxidativ

DERMATITIS:
entzündliche Reaktion der Haut

HWG:
Heilmittelwerbegesetz, bildet den rechtlichen Rahmen für Werbung im Gesundheitswesen

HYDROPHIL:
wasserliebend, zum Beispiel Salze

HYGROSKOPISCH:
wasseranziehend

HYPERPIGMENTIERUNG:
Anlagerung, ungleichmäßige Verteilung oder falscher Transport von hauteigenen Farbpigmenten (Melaninen)

INCI:
International Nomenclature of Cosmetic Ingredients (Internationale Nomenklatur für kosmetische Inhaltsstoffe) ist eine internationale Richtlinie für die korrekte Angabe von Inhaltsstoffen in Kosmetik

IN-VIVO:
am lebenden Organismus, zum Beispiel ein Versuch am Menschen

IN-VITRO:
im Reagenzglas durchgeführt, zum Beispiel ein Versuch an Bakterienstämmen in der Petrischale

KERATINOZYTEN:
lebende Zellen der Epidermis

KERATINISIERUNG:
Verhornungsprozess, bei dem sich die Haut erneuert

KORNEOZYTEN:
abgestorbene Zellen der Epidermis, auch Hornzellen genannt

KVO:
Kosmetikverordnung, regelt die Überwachung und das Inverkehrbringen von kosmetischen Mitteln

LIPOPHIL:
fettliebend, zum Beispiel Sheabutter

LFGB:
Lebensmittel-, Bedarfsgegenstände und Futtermittelgesetzbuch, regelt unter anderem die gesetzliche Abgrenzung von kosmetischen Mitteln und gewährleistet die Sicherheit der Verbraucher*innen

MELANINE:
Pigmente, die unsere Haut-, Haar- und Augenfarbe beeinflussen

NMF:
Natural Moisturizing Factors (natürliche Feuchthaltefaktoren der Haut), zum Beispiel Urea

ORAL:
über den Mund aufgenommen
Organisch:
chemische Verbindungen, die Kohlenstoff enthalten, zum Beispiel Hyaluronsäure

TOPISCH:
auf die Haut aufgetragen

TEWL:
transepidermal waterloss (transepidermaler Wasserverlust) ist der natürliche Feuchtigkeitsverlust unserer Haut

TENSIDE:
Vermittler zwischen Stoffen, die nicht mischbar sind, Öl und Wasser; sie weisen grenzflächenaktive Eigenschaften auf

SPF:
Sun Protection Factor (Sonnenschutzfaktor) sagt etwas über den Schutz vor UV-B-Strahlung von Sonnencremes aus.

VAGINA:
gehört zu den inneren weiblichen Geschlechtsorganen und verbindet die inneren Teile mit der Vulva

VULVA:
Gesamtheit der äußeren weiblichen primären Geschlechtsorgane

QUELLEN

1 Picardo, Mauro/Monica Ottaviani/Emanuela Camera/Arianna Mastrofrancesco (2009): Sebaceous gland lipids, in: *Dermato-Endocrinology*, Bd. 1, Nr. 2, S. 68–71, [online] doi:10.4161/derm.1.2.8472.

2 Mücke, Wolfgang/Christa Lemmen (2010): Duft und Geruch: *Wirkungen und gesundheitliche Bedeutung von Geruchsstoffen*, Heidelberg, Deutschland: Springer Medizin Verlag.

3 Saraf, Swarnlata/Chanchal Deep Kaur (2010): In vitrosun protection factor determination of herbal oils used in cosmetics, in: *Pharmacognosy Research*, Bd. 2, Nr. 1, S. 22, [online] doi:10.4103/0974-8490.60586.

4 Kora, RadavaR/Kapil M. Khambholja (2011): Potential of herbs in skin protection from ultraviolet radiation, in: *Pharmacognosy Reviews*, Bd. 5, Nr. 10, S. 164, [online] doi:10.4103/0973-7847.91114.

5 Zvyagin, Andrei V./Xin Zhao/Audrey Gierden/Washington Sanchez/Justin A. Ross/Michael S. Roberts (2008): Imaging of zinc oxide nanoparticle penetration in human skin in vitro and in vivo, in: *Journal of Biomedical Optics*, Bd. 13, Nr. 6, S. 064031, [online] doi:10.1117/1.3041492.

6 Gunter, Jen/Knüllig (2020): *Die Vagina-Bibel. Vulva und Vagina – Mythos und Wirklichkeit* - Deutsche Ausgabe, Weinheim, Deutschland: Beltz Verlag.

7 Rawlings, Anthony, V/James Leyden (2009): *Skin Moisturization (Cosmetic Science and Technology Series)*, 2 New edition, London, Großbritannien: Taylor & Francis Inc.

8 Gloor, M./K. Thoma/J. Fluhr (2013): Dermatologische Externatherapie: *Unter besonderer Berücksichtigung der Magistralrezeptur*, New York, Vereinigte Staaten: Springer Publishing.

9 Sivamani, Raja/Jared Jagdeo/Peter Elsner/Howard Maibach (2015): *Cosmeceuticals and Active Cosmetics, Third Edition*, Abingdon, Vereinigtes Königreich: Taylor & Francis.

10 Europäische Kommission (o. D.): EUR-Lex - 52016DC0580 - EN - EUR-Lex, eur-lex.europa, [online] https://eur-lex.europa.eu/legal-content/DE/TXT/?uri=CELEX%3A52016DC0580 [abgerufen am 27.01.2022].

11 LFGB - nichtamtliches Inhaltsverzeichnis (o. D.): gesetze-im-internet, [online] https://www.gesetze-im-internet. de/lfgb/ [abgerufen am 21.01.2022].

12 AMG - nichtamtliches Inhaltsverzeichnis (o. D.): gesetze-im-internet, [online] https://www.gesetze-im-internet. de/amg_1976/ [abgerufen am 21.01.2022].

13 Thiboutot, Diane (2007): Versatility of azelaic acid (AzA) 15% gel in treatment of acne vulgaris: A review of clinical literature, in: *Journal of the American Academy of Dermatology*, Bd. 56, Nr. 2, S. 13–16, [online] doi:10.1016/j.jaad.2006.10.134.

14 Lin, Fu-Hsiung/Jing-Yi Lin/Ravindra D. Gupta/Joshua A. Tournas/James A. Burch/M. Angelica Selim/Nancy A. Monteiro-Riviere/James M. Grichnik/Jan Zielinski/Sheldon R. Pinnell (2005): Ferulic Acid Stabilizes a Solution of Vitamins C and E and Doubles its Photoprotection of Skin, in: *Journal of Investigative Dermatology*, Bd. 125, Nr. 4, S. 826–832, [online] doi:10.1111/j.0022-202x.2005.23768.x.

15 Brownell, Lidia/Susan Geen/Yaping E/Wei-Li Lee (2021): A Clinical Study Evaluating the Efficacy of Topical Bakuchiol (UP256) Cream on Facial Acne, in: *Journal of Drugs in Dermatology*, Bd. 20, Nr. 3, S. 307–310, [online] doi:10.36849/jdd.5655.

16 Chaudhuri, Ratan & Marchio, Francois. (2011). Bakuchiol in the management of acne-affected Skin, in: Cosmet. Toilet.. Bd. 126, Nr. 7, S. 502-510.

17 Dhaliwal, S./I. Rybak/S.R. Ellis/M. Notay/M. Trivedi/W. Burney/A.R. Vaughn/M. Nguyen/P. Reiter/S. Bosanac/H. Yan/N. Foolad/R.K. Sivamani (2018): Prospective, randomized, double-blind assessment of topical bakuchiol and retinol for facial photoageing, in: *British Journal of Dermatology*, Bd. 180, Nr. 2, S. 289–296, [online] doi:10.1111/bjd.16918.

18 Ebrahim, Howyda M./Ahmed Said Abdelshafy/Fathia Khattab/Khaled Gharib (2020): Tranexamic Acid for Melasma Treatment: A Split-Face Study, in: *Dermatologic Surgery*, Bd. 46, Nr. 11, S. 102-107, [online] doi:10.1097/dss.0000000000002449.

19 Banihashemi, Mahnaz/Naghmeh Zabolinejad/Mahmoud Reza Jaafari/Maryam Salehi/Asma Jabari (2015): Comparison of therapeutic effects of liposomal Tranexamic Acid and conventional Hydroquinone on melasma, in: *Journal of Cosmetic Dermatology*, Bd. 14, Nr. 3, S. 174-177, [online] doi:10.1111/jocd.12152.

LITERATURVERZEICHNIS

Amer, Amin (2019): Topical Tranexamic Acid Versus Topical Ascorbic Acid in the Treatment of Melasma: Randomized Clinical Trial, in: *Clinical Dermatology Open Access Journal*, Bd. 4, Nr. 5, S. 1–11, [online] doi:10.23880/cdoaj-16000192.

Agar, Nita/Antony R. Young (2005): Melanogenesis: a photoprotective response to DNA damage?, in: *Mutation Research/Fundamental and Molecular Mechanisms of Mutagenesis*, Bd. 571, Nr. 1–2, S. 121–132, [online] doi:10.1016/j.mrfmmm.2004.11.016.

Akbik, Dania/Maliheh Ghadiri/Wojciech Chrzanowski/Ramin Rohanizadeh (2014): Curcumin as a wound healing agent, in: *Life Sciences*, Bd. 116, Nr. 1, S. 1–7, [online] doi:10.1016/j.lfs.2014.08.016.

American Academy of Dermatology (o. D.): aad, [online] https://www.aad.org/ [abgerufen am 21.01.2022].

Bakuchiol in the Management of Acne-affected Skin (2019): Cosmetics & Toiletries, [online] https://www.cosmeticsandtoiletries.com/cosmetic-ingredients/actives/article/21837034/bakuchiol-in-the-management-of-acne-affected-skin [abgerufen am 21.01.2022].

Bala, Harini R./Senhong Lee/Celestine Wong/Amit.G. Pandya/Michelle Rodrigues (2018): Oral Tranexamic Acid for the Treatment of Melasma: A Review, in: *Dermatologic Surgery*, Bd. 44, Nr. 6, S. 814–825, [online] doi:10.1097/dss.0000000000001518.

Banihashemi, Mahnaz/Naghmeh Zabolinejad/Mahmoud Reza Jaafari/Maryam Salehi/Asma Jabari (2015): Comparison of therapeutic effects of liposomal Tranexamic Acid and conventional Hydroquinone on melasma, in: *Journal of Cosmetic Dermatology*, Bd. 14, Nr. 3, S. 174–177, [online] doi:10.1111/jocd.12152.

Barel, A. O./R. Lambrecht/P. Clarys/B. M. Morrison/M. Paye (2001): A comparative study of the effects on the skin of a classical bar soap and a syndet cleansing bar in normal use conditions and in the soap chamber test, in: *Skin Research and Technology*, Bd. 7, Nr. 2, S. 98–104, [online] doi:10.1034/j.1600-0846.2001.70208.x.

Bastian, Michael/Jan Neuhaus/Barbara Schaefer-Sümmermann/Monika Vossler/Anke Zander (2011): *Drogerie: Fachkunde, Warenkunde*, 1. Auflage, Berlin, Deutschland: Cornelsen Verlag.

Baumann, Leslie (2009): *Cosmetic Dermatology: Principles and Practice*, 2. Aufl., New York, Vereinigte Staaten: McGraw-Hill Medical.

Berardesca, E./M. Farage/H. Maibach (2012): Sensitive skin: an overview, in: *International Journal of Cosmetic Science*, Bd. 35, Nr. 1, S. 2–8, [online] doi:10.1111/j.1468-2494.2012.00754.x.

Bissett, D. L./K. Miyamoto/P. Sun/J. Li/C. A. Berge (2004): Topical niacinamide reduces yellowing, wrinkling, red blotchiness, and hyperpigmented spots in aging facial skin1, in: *International Journal of Cosmetic Science*, Bd. 26, Nr. 5, S. 231–238, [online] doi:10.1111/j.1467-2494.2004.00228.x.

Blazsó, G./M. Gábor/F. Schönlau/P. Rohdewald (2004): Pycnogenol® accelerates wound healing and reduces scar formation, in: *Phytotherapy Research*, Bd. 18, Nr. 7, S. 579–581, [online] doi:10.1002/ptr.1477.

Bornkessel, A./M. Flach/M. Arens-Corell/P. Elsner/J. W. Fluhr (2005): Functional assessment of a washing emulsion for sensitive skin: mild impairment of stratum corneum hydration, pH, barrier function, lipid content, integrity and cohesion in a controlled washing test, in: *Skin Research and Technology*, Bd. 11, Nr. 1, S. 53–60, [online] doi:10.1111/j.1600-0846.2005.00091.x.

Bosch, Ricardo/Neena Philips/Jorge Suárez-Pérez/Angeles Juarranz/Avani Devmurari/Jovinna Chalensouk-Khaosaat/Salvador González (2015): Mechanisms of Photoaging and Cutaneous Photocarcinogenesis, and Photoprotective Strategies with Phytochemicals, in: *Antioxidants*, Bd. 4, Nr. 2, S. 248–268, [online] doi:10.3390/antiox4020248.

Braun-Falco, Otto/Hans Korting (1990): *Hautreinigung mit Syndets: Chemische, Ökologische Und Klinische Aspekte*, 1. Aufl., Heidelberg, Deutschland: Springer.

Breitbart, Eckhard/Uwe Reinhold (2006): *Hautkrebsprävention: Früherkennung und Vorbeugung*, 1. Auflage, Hannover, Deutschland: Schlütersche.

Bundesamt für Risikobewertung (o. D.): Homepage - Deutsch - BfR, bfr.bund, [online] https://www.bfr.bund.de/de/start.html [abgerufen am 21.01.2022].

Bundesamt für Strahlenschutz (o. D.): Startseite, bfs, [online] https://www.bfs.de/DE/home/home_node.html [abgerufen am 21.01.2022].

Burgess, Cheryl/Various (2010): Cosmetic *Dermatology*, 1. Auflage, Heidelberg, Deutschland: Springer.

Cao, Huijuan/Xun Li/Jianping Liu (2012): An Updated Review of the Efficacy of Cupping Therapy, in: German Malaga (Hrsg.), *PLoS ONE*, Bd. 7, Nr. 2, S. e31793, [online] doi:10.1371/journal.pone.0031793.

Carlsen, Monica H/Bente L Halvorsen/Kari Holte/Siv K Bøhn/Steinar Dragland/Laura Sampson/Carol Willey/Haruki Senoo/Yuko Umezono/Chiho Sanada/Ingrid Barikmo/Nega Berhe/Walter C Willett/Katherine M Phillips/David R Jacobs/Rune Blomhoff (2010): The total antioxidant content of more than 3100 foods, beverages, spices, herbs and supplements used worldwide, in: Nutrition Journal, Bd. 9, Nr. 1, S. 1–11, [online] doi:10.1186/1475-2891-9-3.

Chaudhuri, R. K./K. Bojanowski (2014): Bakuchiol: a retinol-like functional compound revealed by gene expression profiling and clinically proven to have anti-aging effects, in: International Journal of Cosmetic Science, Bd. 36, Nr. 3, S. 221–230, [online] doi:10.1111/ics.12117.

Chithra, P/G.B Sajithlal/Gowri Chandrakasan (1998): Influence of aloe vera on the healing of dermal wounds in diabetic rats, in: Journal of Ethnopharmacology, Bd. 59, Nr. 3, S. 195–201, [online] doi:10.1016/s0378-8741(97)00124-4.

Deutsche Krebshilfe (2021): Hautkrebs, krebshilfe, [online] https://www.krebshilfe.de/informieren/ueber-krebs/krebsarten/hautkrebs/ [abgerufen am 21.01.2022].

Dhaliwal, S./I. Rybak/S.R. Ellis/M. Notay/M. Trivedi/W. Burney/A.R. Vaughn/M. Nguyen/P. Reiter/S. Bosanac/H. Yan/N. Foolad/R.K. Sivamani (2018): Prospective, randomized, double blind assessment of topical bakuchiol and retinol for facial photoageing, in: British Journal of Dermatology, Bd. 180, Nr. 2, S. 289–296, [online] doi:10.1111/bjd.16918.

Doré, Jean-François/Marie-Christine Chignol (2012): Tanning salons and skin cancer, in: Photochem. Photobiol. Sci., Bd. 11, Nr. 1, S. 30–37, [online] doi:10.1039/c1pp05186e.

Draelos, Zoe Diana (2022): Cosmetic Dermatology: Products and Procedures, 3. Auflage, Hoboken, Vereinigte Staaten: Wiley-Blackwell.

Draelos, Zoe Diana/Akira Matsubara/Kenneth Smiles (2006): The effect of 2% niacinamide on facial sebum production, in: Journal of Cosmetic and Laser Therapy, Bd. 8, Nr. 2, S. 96–101, [online] doi:10.1080/14764170600717704.

DUSSERT, A.-S./E. GOORIS/J. HEMMERLE (1997): Characterization of the mineral content of a physical sunscreen emulsion and its distribution onto human stratum corneum, in: International Journal of Cosmetic Science, Bd. 19, Nr. 3, S. 119–129, [online] doi:10.1111/j.1467-2494.1997.tb00175.x.

Ebrahim, Howyda M./Ahmed Said Abdelshafy/Fathia Khattab/Khaled Gharib (2020): Tranexamic Acid for Melasma Treatment: A Split-Face Study, in: Dermatologic Surgery, Bd. 46, Nr. 11, S. 102–107, [online] doi:10.1097/dss.0000000000002449.

Ellsässer, Sabine (2020): Körperpflegekunde und Kosmetik: Ein Lehrbuch für die PTA-Ausbildung und die Beratung in der Apothekenpraxis, 3. Aufl., Heidelberg, Deutschland: Springer.

Europäische Kommission (o. D.): Duftstoffallergien - Europäische Kommission, ec.europa.eu, [online] https://ec.europa.eu/health/scientific_committees/opinions_layman/perfume-allergies/de/index.htm [abgerufen am 21.01.2022].

Farrerons/Barnadas/Rodríguez/Renau/Yoldi/LÓpez-Navidad/Moragas (1998): Clinically prescribed sunscreen (sun protection factor 15) does not decrease serum vitamin D concentration sufficiently either to induce changes in parathyroid function or in metabolic markers, in: British Journal of Dermatology, Bd. 139, Nr. 3, S. 422–427, [online] doi:10.1046/j.1365-2133.1998.02405.x.

Fritsch, Peter/Thomas Schwarz (2018): Dermatologie Venerologie: Grundlagen. Klinik. Atlas., 3. Aufl., Heidelberg, Deutschland: Springer.

Gavazzoni Dias, Maria FernandaReis (2015): Hair cosmetics: An overview, in: International Journal of Trichology, Bd. 7, Nr. 1, S. 2, [online] doi:10.4103/0974-7753.153450.

Gfatter, R./P. Hackl/F. Braun (1997): Effects of Soap and Detergents on Skin Surface pH, Stratum corneum Hydration and Fat Content in Infants, in: Dermatology, Bd. 195, Nr. 3, S. 258–262, [online] doi:10.1159/000245955.

Goebeler, Matthias/Henning Hamm (2017): Basiswissen Dermatologie (Springer-Lehrbuch), 1. Aufl., Heidelberg, Deutschland: Springer.

Goel, Reema/Erwann Durand/Neil Trushin/Bogdan Prokopczyk/Jonathan Foulds/Ryan J. Elias/John P. Richie (2015): Highly Reactive Free Radicals in Electronic Cigarette Aerosols, in: Chemical Research in Toxicology, Bd. 28, Nr. 9, S. 1675–1677, [online] doi:10.1021/acs.chemrestox.5b00220.

Green, Adèle C./Gail M. Williams/Valerie Logan/Geoffrey M. Strutton (2011): Reduced Melanoma After Regular Sunscreen Use: Randomized Trial Follow-Up, in: Journal of Clinical Oncology, Bd. 29, Nr. 3, S. 257–263, [online] doi:10.1200/jco.2010.28.7078.

Gunter, Jennifer/Sarah Parcak (2019): Vaginal Jade Eggs, in: Female Pelvic Medicine & Reconstructive Surgery, Bd. 25, Nr. 1, S. 1–2, [online] doi:10.1097/spv.0000000000000643.

Haraguchi, Hiroyuki/Junji Inoue/Yukikyoshi Tamura/Kenji Mizutani (2000): Inhibition of Mitochondrial Lipid Peroxidation by Bakuchiol, a Meroterpene from Psoralea corylifolia, in: Planta Medica, Bd. 66, Nr. 6, S. 569–571, [online] doi:10.1055/s-2000-8605.

Heinrich, U./B. Garbe/H. Tronnier (2007): In vivo Assessment of Ectoin: A Randomized, Vehicle-Controlled Clinical Trial, in: *Skin Pharmacology and Physiology*, Bd. 20, Nr. 4, S. 211–218, [online] doi:10.1159/000103204.

Heng, Madalene C. Y. (2012): Signaling pathways targeted by curcumin in acute and chronic injury: burns and photo-damaged skin, in: *International Journal of Dermatology*, Bd. 52, Nr. 5, S. 531–543, [online] doi:10.1111/j.1365-4632.2012.05703.x.

Hutchinson, Katherine B./Kevin E. Kip/Roberta B. Ness (2007): Vaginal Douching and Development of Bacterial Vaginosis Among Women With Normal and Abnormal Vaginal Microflora, in: *Sexually Transmitted Diseases*, Bd. 34, Nr. 9, S. 671–675, [online] doi:10.1097/01.olq.0000258435.34879.da.

Käser, Heike (2012): Naturkosmetische Rohstoffe: *Wirkung, Verarbeitung, kosmetischer Einsatz*, 3. Auflage, Treffling, Österreich: Freya.

Kerscher, Martina/Ralph Trüeb (2009): *Dermatokosmetik*, 2. Aufl., Dresden, Deutschland: Steinkopff.

Klebanoff, Mark A./Tonja R. Nansel/Rebecca M. Brotman/Jun Zhang/Kai-Fun Yu/Jane R. Schwebke/William W. Andrews (2010): Personal Hygienic Behaviors and Bacterial Vaginosis, in: *Sexually Transmitted Diseases*, Bd. 37, Nr. 2, S. 94–99, [online] doi:10.1097/olq.0b013e3181bc063c.

Kobayashi, H./H. Tagami (2004): Functional properties of the surface of the vermilion border of the lips are distinct from those of the facial skin, in: *British Journal of Dermatology*, Bd. 150, Nr. 3, S. 563–567, [online] doi:10.1046/j.1365-2133.2003.05741.x.

Korting, H. C./O. Braun-Falco/E. Ponce-Pöschl/W. Klövekorn/G. Schmötzer/M. Arens-Corell (1995): The influence of the regular use of a soap or an acidic syndet bar on pre-acne, in: *Infection*, Bd. 23, Nr. 2, S. 89–93, [online] doi:10.1007/bf01833872.

Lademann, Juergen/Hans-Juergen Weigmann/Christiane Rickmeyer/Hans Barthelmes/Hans Schaefer/Gerhard Mueller/Wolfram Sterry (1999): Penetration of Titanium Dioxide Microparticles in a Sunscreen Formulation into the Horny Layer and the Follicular Orifice, in: *Skin Pharmacology and Physiology*, Bd. 12, Nr. 5, S. 247–256, [online] doi:10.1159/000066249.

Lewis, Felicia M. T./Kyle T. Bernstein/Sevgi O. Aral (2017): Vaginal Microbiome and Its Relationship to Behavior, Sexual Health, and Sexually Transmitted Diseases, in: *Obstetrics & Gynecology*, Bd. 129, Nr. 4, S. 643–654, [online] doi:10.1097/aog.0000000000001932.

Leyden, James/Warren Wallo (2011): The mechanism of action and clinical benefits of soy for the treatment of hyperpigmentation, in: *International Journal of Dermatology*, Bd. 50, Nr. 4, S. 470–477, [online] doi:10.1111/j.1365-4632.2010.04765.x.

Li, Huaping/Aili Gao/Na Jiang/Qing Liu/Bihua Liang/Runxiang Li/Erting Zhang/Zhenjie Li/Huilan Zhu (2016): Protective Effect of Curcumin Against Acute Ultraviolet B Irradiation-induced Photo-damage, in: *Photochemistry and Photobiology*, Bd. 92, Nr. 6, S. 808–815, [online] doi:10.1111/php.12628.

Luebberding, S./N. Krueger/M. Kerscher (2013): Skin physiology in men and women:in vivoevaluation of 300 people including TEWL, SC hydration, sebum content and skin surface pH, in: *International Journal of Cosmetic Science*, Bd. 35, Nr. 5, S. 477–483, [online] doi:10.1111/ics.12068.

Mahroos, Mona Al/Mina Yaar/Tania J. Phillips/Jag Bhawan/Barbara A. Gilchrest (2002): Effect of Sunscreen Application on UV-Induced Thymine Dimers, in: *Archives of Dermatology*, Bd. 138, Nr. 11, S. 1480–1485, [online] doi:10.1001/archderm.138.11.1480.

Majtan, Juraj/Milos Jesenak (2018): β-Glucans: Multi-Functional Modulator of Wound Healing, in: *Molecules*, Bd. 23, Nr. 4, S. 806, [online] doi:10.3390/molecules23040806.

Marini, A./S. Grether-Beck/T. Jaenicke/M. Weber/C. Burki/P. Formann/H. Brenden/F. Schönlau/J. Krutmann (2012): Pycnogenol® Effects on Skin Elasticity and Hydration Coincide with Increased Gene Expressions of Collagen Type I and Hyaluronic Acid Synthase in Women, in: *Skin Pharmacology and Physiology*, Bd. 25, Nr. 2, S. 86–92, [online] doi:10.1159/000335261.

Marks, R. (1995a): The effect of regular sunscreen use on vitamin D levels in an Australian population. Results of a randomized controlled trial, in: *Archives of Dermatology*, Bd. 131, Nr. 4, S. 415–421, [online] doi:10.1001/archderm.131.4.415.

Marks, Robin (1995b): The Epidemiology of Non-Melanoma Skin Cancer: Who, Why and What Can We Do about It, in: *The Journal of Dermatology*, Bd. 22, Nr. 11, S. 853–857, [online] doi:10.1111/j.1346-8138.1995.tb03935.x.

Martino, J. L. (2002): Vaginal Douching: Evidence for Risks or Benefits to Women's Health, in: *Epidemiologic Reviews*, Bd. 24, Nr. 2, S. 109–124, [online] doi:10.1093/epirev/mxf004.

Monteiro-Riviere, N. A./K. Wiench/R. Landsiedel/S. Schulte/A. O. Inman/J. E. Riviere (2011): Safety Evaluation of Sunscreen Formulations Containing Titanium Dioxide and Zinc Oxide Nanoparticles in UVB Sunburned Skin: An In Vitro and In Vivo Study, in: *Toxicological Sciences*, Bd. 123, Nr. 1, S. 264–280, [online] doi:10.1093/toxsci/kfr148.

Montenegro, Lucia/Ludovica Santagati (2019): Use of Vegetable Oils to Improve the Sun Protection Factor of Sunscreen Formulations, in: *Cosmetics*, Bd. 6, Nr. 2, S. 25, [online] doi:10.3390/cosmetics6020025.

Morita, Akimichi (2007): Tobacco smoke causes premature skin aging, in: *Journal of Dermatological Science*, Bd. 48, Nr. 3, S. 169–175, [online] doi:10.1016/j.jdermsci.2007.06.015.

Naylor, M. F. (1995): High sun protection factor sunscreens in the suppression of actinic neoplasia, in: *Archives of Dermatology*, Bd. 131, Nr. 2, S. 170–175, [online] doi:10.1001/archderm.131.2.170.

Nohynek, G.J./E.K. Dufour/M.S. Roberts (2008): Nanotechnology, Cosmetics and the Skin: Is There a Health Risk?, in: *Skin Pharmacology and Physiology*, Bd. 21, Nr. 3, S. 136–149, [online] doi:10.1159/000131078.

Ou-Yang, Hao/Joseph Stanfield/Curtis Cole/Yohini Appa/Darrell Rigel (2012): High-SPF sunscreens (SPF ≥ 70) may provide ultraviolet protection above minimal recommended levels by adequately compensating for lower sunscreen user application amounts, in: *Journal of the American Academy of Dermatology*, Bd. 67, Nr. 6, S. 1220–1227, [online] doi:10.1016/j.jaad.2012.02.029.

Pappas, Apostolos (2009): Epidermal surface lipids, in: *Dermato-Endocrinology*, Bd. 1, Nr. 2, S. 72–76, [online] doi:10.4161/derm.1.2.7811.

Pauli, Christine (o. D.): Tastsinn – Fühlen geht über die Haut, dasGehirn.info, [online] https://www.dasgehirn.info/wahrnehmen/fuehlen/aussenstelle-des-gehirns [abgerufen am 21.01.2022].

Pols, Jolieke C. van der/Gail M. Williams/Nirmala Pandeya/Valerie Logan/Adèle C. Green (2006): Prolonged Prevention of Squamous Cell Carcinoma of the Skin by Regular Sunscreen Use, in: *Cancer Epidemiology Biomarkers & Prevention*, Bd. 15, Nr. 12, S. 2546–2548, [online] doi:10.1158/1055-9965.epi-06-0352.

Pryor, W A/D G Prier/D F Church (1983): Electron-spin resonance study of mainstream and sidestream cigarette smoke: nature of the free radicals in gas-phase smoke and in cigarette tar., in: *Environmental Health Perspectives*, Bd. 47, S. 345–355, [online] doi:10.1289/ehp.8347345.

Raghunath, R. S./Z. C. Venables/G. W. M. Millington (2015): The menstrual cycle and the skin, in: *Clinical and Experimental Dermatology*, Bd. 40, Nr. 2, S. 111–115, [online] doi:10.1111/ced.12588.

Rahrovan, S./F. Fanian/P. Mehryan/P. Humbert/A. Firooz (2018): Male versus female skin: What dermatologists and cosmeticians should know, in: *International Journal of Women's Dermatology*, Bd. 4, Nr. 3, S. 122–130, [online] doi:10.1016/j.ijwd.2018.03.002.

Rawlings, A. V./K. J. Lombard (2012): A review on the extensive skin benefits of mineral oil, in: *International Journal of Cosmetic Science*, Bd. 34, Nr. 6, S. 511–518, [online] doi:10.1111/j.1468-2494.2012.00752.x.

Reuter, J./A. Jocher/J. Stump/B. Grossjohann/G. Franke/C.M. Schempp (2008): Investigation of the Anti-Inflammatory Potential of Aloe vera Gel (97.5%) in the Ultraviolet Erythema Test, in: *Skin Pharmacology and Physiology*, Bd. 21, Nr. 2, S. 106–110, [online] doi:10.1159/000114871.

Rhein, Linda (2020): *Surfactants in Personal Care Products and Decorative Cosmetics (Surfactant Science)*, Boka Raton, Vereinigte Staaten: CRC Press.

Roberts, Dianna B./Elizabeth L. Travis (1995): Acemannan-containing wound dressing gel reduces radiation-induced skin reactions in C3H mice, in: *International Journal of Radiation Oncology*Biology*Physics*, Bd. 32, Nr. 4, S. 1047–1052, [online] doi:10.1016/0360-3016(94)00467-y.

Sadrieh, Nakissa/Anna M. Wokovich/Neera V. Gopee/Jiwen Zheng/Diana Haines/David Parmiter/Paul H. Siitonen/Christy R. Cozart/Anil K. Patri/Scott E. McNeil/Paul C. Howard/William H. Doub/Lucinda F. Buhse (2010): Lack of Significant Dermal Penetration of Titanium Dioxide from Sunscreen Formulations Containing Nano- and Submicron-Size TiO2 Particles, in: *Toxicological Sciences*, Bd. 115, Nr. 1, S. 156–166, [online] doi:10.1093/toxsci/kfq041.

Schagen, Silke K./Vasiliki A. Zampeli/Evgenia Makrantonaki/Christos C. Zouboulis (2012): Discovering the link between nutrition and skin aging, in: *Dermato-Endocrinology*, Bd. 4, Nr. 3, S. 298–307, [online] doi:10.4161/derm.22876.

Schilling, Karsten/Bobbie Bradford/Dominique Castelli/Eric Dufour/J. Frank Nash/Wolfgang Pape/Stefan Schulte/Ian Tooley/Jeroen van den Bosch/Florian Schellauf (2010): Human safety review of "nano" titanium dioxide and zinc oxide, in: *Photochemical & Photobiological Sciences*, Bd. 9, Nr. 4, S. 495–509, [online] doi:10.1039/b9pp00180h.

Schmid-Wendtner, M.-H./H.C. Korting (2006): The pH of the Skin Surface and Its Impact on the Barrier Function, in: Skin *Pharmacology and Physiology*, Bd. 19, Nr. 6, S. 296–302, [online] doi:10.1159/000094670.

SHALITA, ALAN R./J. GRAHAM SMITH/LAWRENCE CHARLES PARISH/MICHAEL S. SOFMAN/DAN K. CHALKER (1995): TOPICAL NICOTINAMIDE COMPARED WITH CLINDAMYCIN GEL IN THE TREATMENT OF INELAMMATORY ACNE VULGARIS, in: *International Journal of Dermatology*, Bd. 34, Nr. 6, S. 434–437, [online] doi:10.1111/j.1365-4362.1995.tb04449.x.

Sharad, Jaishree (2018): *Aesthetic Dermatology: Current Perspectives*, 1. Auflage, Neu-Delhi, Indien: Jaypee Brothers Medical Publishers.

Sime, Suzann/Vivienne E. Reeve (2007): Protection from Inflammation, Immunosuppression and Carcinogenesis Induced by UV Radiation in Mice by Topical Pycnogenol®¶, in: *Photochemistry and Photobiology*, Bd. 79, Nr. 2, S. 193–198, [online] doi:10.1111/j.1751-1097.2004.tb00009.x.

Stephens, Catherine J.M. (1997): Perimenstrual eruptions, in: *Clinics in Dermatology*, Bd. 15, Nr. 1, S. 31–34, [online] doi:10.1016/s0738-081x(96)00107-1.

Tamura, E./J. Ishikawa/A. Naoe/T. Yamamoto (2016): The roughness of lip skin is related to the ceramide profile in the stratum corneum, in: *International Journal of Cosmetic Science*, Bd. 38, Nr. 6, S. 615–621, [online] doi:10.1111/ics.12335.

Tamura, E./H. Yasumori/T. Yamamoto (2020): The efficacy of a highly occlusive formulation for dry lips, in: *International Journal of Cosmetic Science*, Bd. 42, Nr. 1, S. 46–52, [online] doi:10.1111/ics.12583.

Tang, Sheau-Chung/Jen-Hung Yang (2018): Dual Effects of Alpha-Hydroxy Acids on the Skin, in: *Molecules*, Bd. 23, Nr. 4, S. 863, [online] doi:10.3390/molecules23040863.

Thangapazham, Rajesh L./Shashwat Sharad/Radha K. Maheshwari (2013): Skin regenerative potentials of curcumin, in: *BioFactors*, Bd. 39, Nr. 1, S. 141–149, [online] doi:10.1002/biof.1078.

Thompson, Sandra C./Damien Jolley/Robin Marks (1993): Reduction of Solar Keratoses by Regular Sunscreen Use, in: *New England Journal of Medicine*, Bd. 329, Nr. 16, S. 1147–1151, [online] doi:10.1056/nejm199310143291602.

Tsai, Tsen-Fang/Paul H. Bowman/Shiou-Hwa Jee/Howard I. Maibach (2000): Effects of glycolic acid on light-induced skin pigmentation in Asian and Caucasian subjects, in: *Journal of the American Academy of Dermatology*, Bd. 43, Nr. 2, S. 238–243, [online] doi:10.1067/mjd.2000.104894.

Valavanidis, Athanasios/Thomais Vlachogianni/Konstantinos Fiotakis (2009): Tobacco Smoke: Involvement of Reactive Oxygen Species and Stable Free Radicals in Mechanisms of Oxidative Damage, Carcinogenesis and Synergistic Effects with Other Respirable Particles, in: *International Journal of Environmental Research and Public Health*, Bd. 6, Nr. 2, S. 445–462, [online] doi:10.3390/ijerph6020445.

Wagner, Günter (2017): *Waschmittel: Chemie, Umwelt, Nachhaltigkeit*, 5. vollst. überarb. u. aktualis., Weinheim, Deutschland: Wiley-VCH.

Wehner, Mackenzie R./Mary-Margaret Chren/Danielle Nameth/Aditi Choudhry/Matthew Gaskins/Kevin T. Nead/W. John Boscardin/Eleni Linos (2014): International Prevalence of Indoor Tanning, in: *JAMA Dermatology*, Bd. 150, Nr. 4, S. 390, [online] doi:10.1001/jamadermatol.2013.6896.

Wickett, R. Randall/Marty O. Visscher (2006): Structure and function of the epidermal barrier, in: *American Journal of Infection Control*, Bd. 34, Nr. 10, S. S98–S110, [online] doi:10.1016/j.ajic.2006.05.295.

Williams, Maureen S./Mary Burk/Charles L. Loprinzi/Mary Hill/Paula J. Schomberg/Kim Nearhood/Judith R. O'Fallon/John A. Laurie/Thomas G. Shanahan/Randy L. Moore/Rodolfo E. Urias/Robert R. Kuske/Roland E. Engel/William D. Eggleston (1996): Phase III double-blind evaluation of an aloe vera gel as a prophylactic agent for radiation-induced skin toxicity, in: *International Journal of Radiation Oncology*Biology*Physics*, Bd. 36, Nr. 2, S. 345–349, [online] doi:10.1016/s0360-3016(96)00320-3.

Wolpowitz, Deon/Barbara A. Gilchrest (2006): The vitamin D questions: How much do you need and how should you get it?, in: *Journal of the American Academy of Dermatology*, Bd. 54, Nr. 2, S. 301–317, [online] doi:10.1016/j.jaad.2005.11.1057.

World Health Organization (o. D.): Radiation: Sun protection, who, [online] https://www.who.int/news-room/questions-and-answers/item/radiation-sun-protection [abgerufen am 21.01.2022].

Yıldırım, Rasime/Gülşen Vural/Esra Koçoğlu (2020): Effect of vaginal douching on vaginal flora and genital infection, in: *Journal of the Turkish-German Gynecological Association*, Bd. 21, Nr. 1, S. 29–34, [online] doi:10.4274/jtgga.galenos.2019.2018.0133.

Zhao, Hua/Jinhao Wu/Nan Wang/Susanne Grether-Beck/Jean Krutmann/Liu Wei (2021): Oral Pycnogenol® Intake Benefits the Skin in Urban Chinese Outdoor Workers: A Randomized, Placebo-Controlled, Double-Blind, and Crossover Intervention Study, in: *Skin Pharmacology and Physiology*, Bd. 34, Nr. 3, S. 135–145, [online] doi:10.1159/000514323.

Zoller, Uri/Paul Sosis (2008): *Handbook of Detergents, Part F: Production : (Surfactant Science 142) (English Edition)*, 1. Aufl., Boka Raton, Vereinigte Staaten: CRC Press.